The Exquisite Machine

The New Science of the Heart

守护你的心

[英] 沙恩·E. 哈丁（Sian E. Harding）著

徐蕴芸 译　李清晨 审校

中信出版集团 | 北京

图书在版编目（CIP）数据

守护你的心 /（英）沙恩·E. 哈丁著；徐蕴芸译
. -- 北京：中信出版社，2024.2
书名原文：The Exquisite Machine : the New
Science of the Heart
ISBN 978-7-5217-6317-1

I.①守… II.①沙… ②徐… III.①心脏－普及读
物 IV.① R322.1-49

中国国家版本馆 CIP 数据核字（2024）第 008689 号

守护你的心
著者： ［英］沙恩·E. 哈丁
译者： 徐蕴芸
出版发行：中信出版集团股份有限公司
（北京市朝阳区东三环北路 27 号嘉铭中心　邮编　100020）
承印者： 三河市中晟雅豪印务有限公司

开本：880mm×1230mm 1/32　　印张：7　　字数：150 千字
版次：2024 年 2 月第 1 版　　印次：2024 年 2 月第 1 次印刷
京权图字：01-2023-6203　　书号：ISBN 978-7-5217-6317-1
定价：59.00 元

本书献给雷·哈丁和伊丽莎白·哈丁

"这是使星辰相隔的奇迹
我带着你的心
（我把它带在我心上）"

——E. E. 卡明斯

目录

第 1 章　**引言**　_ 001

第 2 章　**心脏面临的威胁：1 000 次自然冲击**　_ 009

　　社会阶层、地位和生存　_ 012

　　健康不平等从出生前就开始了　_ 014

　　雪上加霜　_ 018

　　节俭基因　_ 021

　　我们是自己成就的受害者　_ 022

　　疑难杂症丛生　_ 026

第 3 章　**真正小的科学**　_ 029

　　驾驭心肌细胞的力量　_ 030

　　设定节奏　_ 032

　　交响乐奏起!　_ 034

　　生物学剧场　_ 036

　　不用光来看　_ 038

　　孤独的心肌细胞　_ 040

　　神奇的机器　_ 042

第 4 章　大数据——多颗心脏，搏动如一？　_ 045

人多力量大 _ 048

一个生命的故事 _ 050

位置，位置，位置 _ 053

自然生活——野外的人类 _ 056

深度数据——细胞里的宇宙 _ 059

数据洪水和人工智能 _ 063

第 5 章　塑料心 _ 069

运动员有什么不一样？ _ 072

极限运动员——好过头了？ _ 074

艰难的斗争 _ 075

疾病的模式 _ 077

举全村之力 _ 078

第 6 章　响应的心——动感的感动 _ 083

你的秘密控制网络 _ 083

心脏可以告诉你如何感受 _ 086

为生命而奔跑 _ 088

让你更强大的，也会让你死亡 _ 090

心碎而死 _ 093

物种与个体 _ 094

是否应该阻断肾上腺素，以备不时之需？ _ 095

第 7 章　死于心碎？ _ 099

罚球失误 _ 102

Takotsubo 综合征 _ 103

性、药物和情绪 _ 107

热？是件好事！ _ 109

一枚硬币的两面 _ 111

我们能学到什么？ _ 113

谁是易感人群？ _ 115

保护的第一步是不伤害 _ 117

第 8 章　**分性别的心脏** _ 119

影响心脏病的性、激素和社会条件 _ 119

遗传与性别 _ 121

在激素汤里熬煮 _ 124

HRT 鸡尾酒 _ 126

隐形的女性 _ 128

"歇斯底里"的女性 _ 130

第 9 章　**机械心脏** _ 135

跟上节奏 _ 136

来自心脏的信息 _ 139

不可能的机器 _ 141

生命的礼物 _ 147

第 10 章　**干细胞能帮我们培育新的心脏吗？** _ 151

愈合的身体 _ 153

混合和匹配？ _ 157

治疗性干细胞 _ 159

心的时光倒流 _ 161

自有还是设计？ _ 163

问题一：又是处女之血？ _ 167

问题二：对不起，你的心脏在路上 _ 169

问题三：拿钱给我看 _ 171

第 11 章　**未来何时来?**　_ 173

药物确实有效 _ 173

基因精灵 _ 177

战斗在基因治疗最前沿 _ 180

找回缺失的心肌 _ 183

个体化干细胞——皿中临床试验 _ 186

致谢 _ 193

参考文献 _ 195

引言

　　我开始写这本书的那天，恰好是情人节，世界充满了爱心——商店和电视里散布的粉红色符号，发送的信息里撒落的表情符号。心是我们沉浸于悲痛或喜悦时的伴侣，因此也成为几个世纪以来诗人的灵感来源。对诗人来说，心是所有情感的安放之处：心会痛，会因爱而怦然跳动；它是温柔的，也会随着愤怒而变得强硬；它与他人纠缠，继而痛苦地破碎。心的统治地位是不容置疑的。济慈写道："我什么都不确定，除了内心情感的圣洁。"艾米莉·狄金森说："心是思想的首府。"这个我们最熟悉的隐藏器官，当感觉到它剧烈跳动时，我们感受到了与情感的直接联系。况且，经过了 5.2 亿年的演化磨炼，心脏也是一个任何人类造物都无法超越的构造奇迹。现在，我们可以更直接地观察它，心脏在环绕手腕的监测器显示屏上显形，让我们开始理解它令人敬畏的精确性。我们看到心跳随着我们的行动和情绪变化而加快或减慢，为我们的生命倒计时。对工程师来说，心脏可能是有史以来最完美的机器。

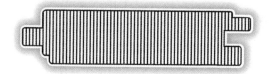

图 1-1 单个心肌细胞，0.1 毫米长

在过去的 40 年里，我一直在实验室里注视着这种精美的构造。我注视着心脏在手术时打开的胸腔中跳动，或者躺在托盘里静待移植，它看起来只是闪闪发光的肉块。你很难把那块坚实的红色肌肉与浪漫的粉色装饰联系起来，也很难联想到文学作品中所述的心的狂喜、怦然跳动、沉沦和破碎。但是，新的科学工具正在揭示一种根植于心脏结构完美性之中的更深层次的美。曾几何时，我爱上了一个细胞。它是一个单个的心肌细胞，我是最早研究如何将它无损地从构成心脏壁的紧密 3D（三维）"拼图"中取下来的人之一。它躺在我显微镜下的培养皿里，有着美丽的晶体结构——长长的矩形，带着平行条纹，更像是一块电脑芯片而不是有机物。当我往培养皿里加入钙时，一条长长的收缩波从一端流向另一端。当我把电极放在培养皿两端并产生电流时，它以完美的频率跳动。这是一颗小小的心脏，只有人的头发那么宽。

心跳可能是我们见证新生命存在的第一件事，仅在受孕 6 周后，这种微小的闪烁就可以被感知到了。在第一次超声检查中，医生会指出跳动的胎心是表示一切都好的信号，令人安心。现在，我们在媒体上看到令人难以置信的心脏运动图像时已经习以为常，例如开胸手术的录像或高精度的扫描（磁共振成像等）图像。患者床头的心脏监护仪上，心电图稳定地跳动，然后突然变得平直，这在医疗剧中经常出现。在西方世界，将近 1/2 的人老去时会接受某种心脏药物的治疗——通常是降压药或者控制胆固醇和血脂水平的新药。我们在菜单上搜寻"有益心脏健康"的东西，用移动设备查看自己的心率和行走步数。

我们理应小心翼翼地保护唯一的心脏。作为一名心脏科学家，我必须经常解释心脏病是多么危险又普遍。这当然是事实：心脏病是全球第一大死亡原因。但我发现更令人惊讶的是，有很多人原本会死得更早：我们能在冲击、创伤、折磨和极端匮乏中生存下来，只因心脏没有放弃我们。心脏的不屈不挠令人惊讶；更令人惊讶的是，你要知道，心脏中有 1/2 的心肌细胞会从你出生活到你死亡。微小的单个心肌细胞几乎不可见，却可以勤奋地泵送血液达 85 年甚至更长的时间。相比之下，你的皮肤细胞不断脱落，你的肝脏会在几周内更新 1/2 的细胞。

心脏与大脑都具有这种结构上的恒定性和稳定性，而且两者几乎都能瞬间适应日常生活中遇到的挑战。心脏可以在几秒钟内将心输出量增加一倍，也能为不断成长的胎儿的巨大需求提供支持。人类并不总是把心脏想象成一个泵，我们更倾向于用每个时代的科技进行类比来帮助理解其机制。[1] 在古代，冶炼炉和火炉普遍存在的时候，人们认为心脏的作用是温暖血液。直到 17

世纪，英国医生威廉·哈维才有了一次想象力的飞跃，将心脏视为推动血液循环的泵。与此同时，工业上泵的使用日益增多，其工作原理也为人所熟知。哈维还借助火枪射击来理解心脏的电起搏机制：快速的触发启动一系列复杂的事件。现在，机器制造的悠久历史，有助于我们用更复杂的比喻来帮助理解心脏构造的惊人精度。我们对电路的理解得以与新的工具相结合，将穿越心脏的电流可视化处理。我们在机器人方面取得的成果，向我们展示了心脏反馈系统的适应性和多功能性——它能连续地调整血液流动。

心脏是一种具有惊人可靠性的结构。每天它要跳动10万次，泵出7 600升的血液。现在出生的人中有50%的预期寿命可达100岁，这意味着他们一生中有超过30亿次的心跳。如果你的心脏漏跳超过4分钟或少跳动240次，你就会死。洗衣机在15分钟的周期内旋转1.8万次，如果用来类比你的心跳，那就是洗衣机每天工作10个周期，持续工作1 000年。我们可以送一台探测器去火星，可以通过手机掌握全世界的知识，可以对胚胎进行基因改造，但我们还不能造出一颗鲜活的心脏。

心脏必须非常强大，才能承受住全世界向我们袭来的一切。我会告诉你，我们正如何在对抗心脏病发作的战争中获胜，但是在心肌受损的情况下生存，发生心力衰竭的风险也越来越大。新的威胁正在涌现，比如治疗癌症的药物会损害心脏的结构，令癌症幸存者遗留心脏受损的问题。新冠病毒感染向我们展示了，感染产生的剧烈炎症反应会沿着心血管传播破坏之火。污染、噪声和压力是我们无法控制的外部威胁，都对心脏功能有快速且持久的影响。诗人是对的，即便是每天的情绪冲击（如极度痛苦、悲伤和恐惧），也会对我们可怜的心脏造成不良影响——我将揭示人真的可以死于字面意义上的心碎。

我们需要用新的武器来对抗这些不断变化的威胁。新的科技帮助我们以富有想象力的方式了解心脏，并用巧妙的技术来对抗心脏病。我想解释一下神奇的心脏新科学，并揭示它能就你的健康和寿命提供哪些至关重要的新信息。科学给了我们超乎想象的洞察力：从小到光不可及的世界中获取信息，从大到需要人工智能来解释的各种信息数据库中获取信息。这些庞大的数据资源是如此灵敏，以至于我们甚至能看出外科医生在生日后一天的表现比一年中任何其他的一天都要糟糕；还有，如果男性心脏病专家与女性同事合作过，他诊疗的女性患者的生存率会明显升高。[2]我们可以看到，在繁忙的街道上步行两个小时会对心脏造成明显的损害，而在附近的公园里散步几个小时则能改善你的健康状况。[3]

在接下来的章节中，我想与大家分享新的科学进展如何揭示心脏的奥秘，即便是像我这样一辈子都在这个领域工作的科学家，也不得不逐渐彻底地重新思考我们的基本理论框架。这种新科学的爆炸性发展——极高速成像、基因编辑、干细胞、人工智能和精度可达可见光波长以下的先进显微镜——已经层层剥去心脏那复杂的外衣，揭示了这台"机器"内运动的诗意。新科技带给我们新的生物学理解。随着成像技术革新、发展，我们已经看到细胞之间在对话，它们通过"亲密拥抱"或在体内远距离发送信息包来交换信息。在干细胞科学研究领域，我们发现母亲的体内会含有来自她孩子的干细胞，甚至能保持到她颇为年老的时候，而且这些干细胞可以急速修复创伤和受损的部位。借助精确的生理学测量，我们可以检测到心脏在对情感做出反应，也在创造情感。

这些认知上的新进展不仅是理论上的，它们也在现实世界开花结果，直接助力你的健康。举个例子，我们如今已经能够在培养皿中制造出新的心肌。如果你给我一些你的细胞（比如3匙血液，或者1厘米见方的皮肤），我就可以用4种因子处理这些细胞，让时间倒流，使它们模拟你的身体最早的细胞，即精子和卵子结合后长出的第一批细胞——之后会形成你身体的每一个器官。这些就是大名鼎鼎的诱导多能干细胞（induced pluripotent stem cells, iPSCs）。当我们在某种干细胞培养基中培养这些细胞时，它们可以在培养皿中无限复制、扩充数量。如果我们换一种培养基配方，用子宫里塑造你的激素和因子来建立模型，那么我们可以制造出心脏细胞、肝脏细胞、骨骼细胞和任何其他器官的细胞。我们制造一培养皿的心肌细胞，加入一撮结构细胞，并混入一些其他种类的细胞来制作血管。然后，我们让它们悬浮在凝胶中，将它们塑形成一个混合细胞的贴片。等待7天后，新贴片就在我们的眼前开始跳动了！我们称它为"工程心脏组织"，它是几条与你具有相同基因的搏动的肌肉。如果你的心脏有节律问题，那么你的工程心脏组织也会出现问题。再然后，我们可以用药物来治疗这些个体化的迷你心脏，以找到完全适合你的药物。

我希望本书能向你展示，我们对心脏这个器官有了进一步了解。这个器官将可靠性和精巧的适应性结合在一起，远超任何机器。本书将描述我们如何重新定义正常，同时解锁群体遗传学数据这笔巨大的财富。我还将探讨我们的生活方式如何与遗传财富进行关键性的互动，使我们足够坚韧，能够在令人难以置信的艰难处境中生存下来；或者如此脆弱，以至于一个惊喜生日派对都可能是致命的事件。这本书将告诉你，我们如何利用最前沿的新科学来赢得与心脏病的斗争；但心脏的完美性也成为最大的挑战，因为它抵制了我们的所有努力，不让我们涉足其精准的构造。这就是我们今天的处境，生物学呼唤工程学和大数据来帮助解决治疗疾病时的困扰。在微观尺度下（包括纳米层面），我谈到了使用新的成像技术来追踪与心脏结合的干细胞；使用新模型来研究真正的心肌和工程类心肌之间的联系；使用新材料来塑造电脉冲，以免它们威胁到紧密排布的心脏壁的完整性。在宏观层面，我展示了整个数据集如何帮助我们了解个体的基因组和我们生命过程中出现的一切"相互作用物组"。心脏科学家必须成为足以匹配心脏这项完美工程的工程师，以及能够理解整个生命体的数据的数学家。

心脏面临的威胁：
1 000 次自然冲击

你，或者你认识的某个人，有很大可能已经被心脏病缠上了，因为心脏病是全世界过早死亡的首要原因。在全球范围内，因心血管疾病（包括冠心病、脑卒中和血管性痴呆）死亡者占死亡人数的32%；而且令人惊讶的是，这一比例在发达地区之间几乎没有差异，英国是29%，欧洲整体是43%，美国是32%，亚洲整体是33%。[1] 通常，心血管疾病与癌症的患病人数相当，但75岁以上的人群更易患心血管疾病。

在我身边，受心脏病影响的人是我的公公。他的工作地点是伦敦码头潮湿漏风的仓库，这种糟糕的工作环境使他患有持续的肺部感染；当然，在20世纪50年代，几乎人人都吸烟。肺部疾病对心脏造成持续压力，后来发展为心力衰竭，他因此于66岁时去世，就在即将退休时。心力衰竭不是一种好死法。有一种观念认为，心脏病发作致死是快速又仁慈的死亡；对少数人来说可能确实如此，剧烈的心脏病发作或突发的严重心律不齐至少会很快过去。但是，心力衰竭是一种逐渐恶化直到出现慢性呼吸困难和使人衰弱的疲劳的过程。如果说心脏病发作就像胸口被撞击，那么心力衰竭更像是被淹没或窒息。亲眼看见这种可怕疾病影响公公和我的家庭之后，我选择研究心力衰竭。

令人不安的是，心力衰竭的发病率在世界上大部分地区都是逐渐增长的。目前，美国约有620万成年人患有心力衰竭，大约1/2的人在诊断后5年内死亡。[2]心力衰竭是缓慢的，也是致命的，生存率比大多数癌症都要低。像癌症一样，它的进展往往是由一系列急诊入院和明显缓解期累积起来的。我们逐渐发现，心脏面临的诸多威胁将它推至衰竭的地步，其中有些是最近才发现的外部伤害，其他的则深深地植根于我们的演化史。

首先还是说说好消息。在过去的50年中，心脏病发作和脑卒中导致的死亡人数急剧下降（图2-1），特别是在较年轻的组别中。[3]

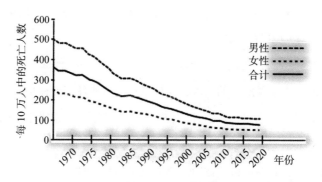

图2-1　自1969年以来，心脏病导致的死亡率不断下降

这个巨大的变化是由预防和快速治疗"双引擎"驱动的。

我们的生活方式发生了巨大变化，其中公共卫生举措发挥的巨大作用值得大书特书：反吸烟运动；对高血压、血脂异常和糖尿病的筛查与治疗；鼓励锻炼和健康饮食方式。我们正在见证成效，有时成效出现得比你想象中更快。举个例子，在英国，仅仅是禁止在酒馆和酒吧吸烟后的短短 12 个月内，医院的急诊入院人数就减少了 2.4%（减少 1 200 人）。[4] 这种成效快得令人难以置信。这类生活方式的改变对改善我们的整体心脏健康来说至关重要；同时，高度有效的药物（如降低胆固醇水平的他汀类药物或降低血压的血管紧张素转换酶抑制剂，即 ACE 抑制剂），也产生了巨大影响。在对 7 万多名服用他汀类药物的美国患者进行的临床试验中，因心肌梗死（心脏病发作）导致的死亡减少了 35%，因脑卒中导致的死亡减少了 30%。[5] 现在，他汀类药物被施用于胆固醇水平超过临床阈值但还没有显示出心脏病迹象的人，这会产生显著的保护作用。

现在我们知道，心血管堵塞造成的损害在几分钟到几个小时内就会严重恶化；为此，各大医院都设立了快速治疗通道或专门的心脏中心。我们会说"时间就是心肌"。当你因胸痛而拨打急救电话时，接线员会优先处理你的电话，并尽快为你提供帮助。在装备齐全的救护车上，医护人员直接进行急救医疗。当你到达医院时，你会直接被送入导管室，医生会清除堵塞物，并在有问题的血管中放置支架以保持其通畅。随后，医生可能会用移植的新血管替代堵塞的血管。这些精心设计的方案降低了死亡率，并改善了心脏病发作患者的预后。在 2010 年之前的 10 年间，英国的心脏病患者发作后的存活率从75%上升到85%，美国也有类似的变化。[6]

然而，尽管在心脏健康方面已经有了这些改善，图2-1中显示的死亡率下降曲线已经开始趋于平缓，具体原因我们还没完全弄清楚。可能是那些唾手可得的胜利果实已经摘光了：影响最大的措施，如快速治疗通道和可用的药物（他汀类和ACE抑制剂等）都已经落实到位了。其他行为上的改变，比如更多的锻炼、更健康的饮食、更好的睡眠，需要一段时间才能融入文化。还有，存在一些生物学和社会方面的障碍，它们正在挫败我们自己的最佳意愿，以及阻挠政府为使我们生活得更健康所做的努力。

社会阶层、地位和生存

显然，心脏病与社会剥夺有关。对于2010年后急性心血管疾病导致的死亡率下降趋势变得平缓这件事，有一种解释可能是2008年的金融危机和随后出现的广泛的经济问题。事实上，众所周知，各种疾病都与贫困有关。在新冠疫情防控期间，非常明显的是，资源不足地区的疾病转归结果更糟。[7]即使是在地理位置靠近大城市的地区，富人和穷人的死亡率也会存在巨大的差异。在美国，收入最高的5%的人与收入最低的5%的人相比，前者的预期寿命要长10~15年。[8]在极端情况下，无家可归会使一个人的寿命缩短30年。[9]

贫困造成的一些损害与行为选择有关，如吸烟、酗酒、滥用药物和饮食不当。但人们往往把这种不利条件仅仅归咎于生活方式：难道不是谁都能买得起新鲜水果，谁都能锻炼身体？现在事情很清楚，这并不是全貌。有一项具有里程碑意义的研究，根据来自美国440家医院的心力衰竭医保患者，界定了构成不良环境的一系列危害。这些危害涵盖了各种地理和社会环境因素。[10] 研究者称之为"影响健康的社会决定因素"，包括：黑色人种，社会隔离（在过去一个月里仅有一次或没有家人、朋友来探访）；生病时无人照料；教育程度低于高中水平；家庭年收入低（少于3.5万美元）；生活在偏僻地区或乡村小镇；所居住区域（根据邮政编码划分）超过25%的居民年收入低于联邦贫困线；居住在几乎没有专业医疗保健服务的地区。他们对近700名心力衰竭患者进行了出院后90天内死亡的风险评估。令人难以置信的是，即使只有一个负面因素存在，也足以使死亡的概率增至3倍。

更重要的是，你对自己的社会地位的看法，本身就会影响你的健康。有个非常有趣的故事，来自对英国从最低到最高级别的公务员进行的研究。[11]这些人的日常生活非常相似，薪资也没有很大的差别。他们的生活井然有序，没什么大风大浪，吃相似的食物，在舒适的办公室里工作。然而，最高级别的公务员更健康、寿命更长。研究人员随访公务员中的许多人，直到受访者退休后开始老龄生活，结果发现这种不平等持续存在。较低级别的公务员往往在身心健康处于低谷时恢复速度较慢，两者关系密切。虽然对身体健康的影响有一部分可以用健康行为的差异来解释，但从糟糕的心理健康状况中恢复速度较慢无法用这些差异来解释。[12]

社会阶层，即你在社会等级划分中的位置，对心脏（和其他）疾病易感性来说，是一个有统计学意义的决定因素。在历史上，这一直是优生学可怕理论的基础，即认为穷人在某种程度上更弱或不适合生存。但是，即使是处在高度可控的实验室环境中的动物也显示出同样的效应，高等级地位导致寿命更长。处于社会等级的底层数月或数年之后，从属地位的小鼠会出现自发的动脉粥样硬化。[13]但在笼子里占统治地位的同伴完全没有这种情况，尽管它们吃相同的食物，做同样的运动。对哺乳动物来说，这种效应在雄性身上比在雌性身上的影响要大得多，因为雌性不太会经历社会地位带来的同等压力。在哺乳动物界，雄性首领相较雌性首领要普遍得多——对 76 种有等级制度的哺乳动物进行的研究发现，只有 7 种是由雌性担任首领的。人类是否也是如此？这是否导致了各种文化环境中都是女性的平均寿命更长？而女性工作模式的变化是不是这种差距缩小的原因？

健康不平等从出生前就开始了

对心脏的威胁不仅来自外部环境，我们体内可能也隐藏着定时炸弹。当我们防治传染病，或在消除极度贫困和儿童死亡方面取得进展，又或者控制急性心脏病和癌症时，我们更长久、更健康的生活展现了由来已久的"基因博彩"。现在，基因分析变得更便宜、更广泛，以至于基因的全面筛查很快就会成为医疗检查的标准组成部分。虽然你可能认为心脏的变异是致命的，但事实上它们出奇地常见。我们知道的那些可能只是冰山一角。

科学家研究那些有明显遗传性心脏病迹象的家族（心脏增大或畸形、心律不齐），并通过筛查其基因组找到导致该问题的突变。有一个令人困惑的发现：不同的家族成员可能具有相同的突变，但症状非常不同，一些人受到严重影响，而另一些人则完全没有受到影响。研究人员正在追踪导致这种差异的原因，有一种可以解释这个谜团的模式似乎正在浮现。答案可能是"二次打击"，或者说额外负担，要么是个人生活方式的改变，要么是第二次基因变异。尽管这种二次打击本身可能只有轻微的或难以察觉的影响，但它可以使突变的风险翻倍。它的存在使疾病的表现方式变得不同，甚至可以决定疾病本身是否存在。

关于"二次打击"的影响，最引人注目的例子之一是肌连蛋白（也称肌巨蛋白）的突变。肌连蛋白是在心跳间隙令心肌细胞放松的"弹簧"，伸展时它是人体内最长的蛋白质之一。心脏病遗传学家研究了患有与心脏病发作无关的心力衰竭的人群（这一型为扩张型心肌病，患者心脏壁拉伸变薄），发现多达1/4的患者的病变是由肌连蛋白突变引起的。事情似乎很清楚，这是一个非常严重的突变。但是，当科学家开始筛查大量看起来健康的人，认为这些人不会携带该突变时，他们大为震惊。其中一项研究是伦敦帝国理工学院进行的，有大约2 000名志愿者接受了心脏的磁共振成像检查和全基因组测序。令人震惊的是，研究人员发现其中有约 1% 的受试者也存在肌连蛋白突变。[14] 这个比例对应美国人口，就意味着多达 250 万人携带着一个未被发现的突变。

有了肌连蛋白作为第一条线索之后，科学家一直在寻找使人们患病的第二条线索。这是一项很新的工作，但我们已经看到了不止一个（而且是多个）诱因，它们揭示了心脏隐藏的弱点。癌症药物治疗也会带来风险，结合肌连蛋白突变就会令心脏出现问题的概率变得更高。出现心脏损伤的癌症幸存者，存在肌连蛋白变异的概率高出 10 倍以上，并且会罹患更严重的心脏病。[15]

酒精是另一个诱因。统计数据中有一个亮点：与严格自律的趋势相反，一直有证据显示，相比滴酒不沾者，适度饮酒者死于心脏病的可能性更小。诚然，多年来，"适度"的定义已经从"比你的医生喝得少"变成了更具体的、不断减少的酒精单位数，但基本的观察结果一直难以动摇。然而，让喝酒的人感到遗憾的是，最新的研究表明，这更多地取决于基因。研究者发现，在持续数年每天饮酒超过 10 杯的真正的酒精性心肌病患者身上，肌连蛋白突变发生率更高。大多数人没喝那么多酒，所以我们可能觉得可以放松警惕。[16] 就不明原因的扩张型心肌病患者而言，单纯的肌连蛋白突变或超过指南推荐量的适度饮酒都不是有显著意义的预测因素，但两个风险因素都有的患者心脏功能衰退幅度之大令人担忧。[17] 也就是说，这些人被饮酒推向了心力衰竭，而其他人喝酒可能没事儿。

会给心脏施加压力的不仅仅是化学物质。怀孕是一个正常的生理过程，但它对心脏的压力有多大并不广为人知。为了把携带氧气和营养物的血液输送给成长中的宝宝，孕妇体内的血容量增加了 50%；孕妇的心脏更努力地工作、跳得更快，以保持血液循环。血压会下降，因为孕期激素令血管放松、扩张。分娩进一步给身体和情绪带来压力，在分娩的发力阶段，血压的变化是孕妇所经历过的最极端的状况之一。分娩后，需要经过几周时间，心脏所承受的压力才会恢复到怀孕前的水平。一些女性说，她们在怀孕和分娩后焦虑得无法应对，这就是原因所在。

大多数女性在度过这段时期时都多少有点儿身体不适，但很快就能恢复。然而，有一种情况被称为围生期心肌病，即女性在怀孕后期或分娩后不久就意外地出现心力衰竭。从地理位置看，多发地区包括尼日利亚和海地，发病率可能高达 1/100；在欧洲和美国，这一比率在 1/4 000 到 1/1 000 之间。如果准妈妈怀的是双胞胎、年龄较大或超重，或患有子痫前期而突然出现血压升高的情况，她就更有可能患围生期心肌病。尽管患者可以康复，但在美国，仍有多达 1/10 的患者死亡，也有越来越多的女性需要进行心脏移植手术来治疗围生期心肌病。现在我们知道了，这种疾病的另一个风险因素是隐藏的突变。在一项研究中，患病女性存在肌连蛋白突变的可能性是对照组女性的 6 倍。[18] 我要再说一次，疾病一直潜伏着，直到怀孕和分娩带来二次打击才会发生。

肌连蛋白只是我们知道的突变之一，导致扩张型心肌病的突变在每 250 人中就能发现 1 个。事实上，就整个身体而言（不仅仅是心脏），估计每个人都携带了大约 400 个潜在的破坏性 DNA（脱氧核糖核酸）变异和 2 个已知与疾病直接相关的突变。多达 1/10 的人可能会因为这些变异而患上遗传病。想到这些隐藏在我们基因中的定时炸弹可以使日常挑战或选择转变成无法预料的危险，真是令人警醒。

雪上加霜

所有能导致心脏损伤或功能障碍的因素殊途同归，最终会削弱心脏的泵血能力。但是，最后一击反而是由身体对心输出量受损产生的反应造成的，是这种反应把心脏推下了悬崖，让它陷入被称为心力衰竭的综合征。

心力衰竭与心脏病发作不一样。虽然心脏病发作是可能引起心力衰竭的"损伤"之一，但其症状区别很大。我们都应当知道心脏病发作的症状，所以我在这里细数一遍：胸部突然出现疼痛或不适，持续存在，可能会蔓延到左臂或右臂，或者下巴、背部、上腹部，可能感到恶心、出汗、头晕或气短。这时，你要直接打电话给急救中心。心力衰竭不是急性的，但是更隐蔽，主要体征是慢性呼吸困难、疲劳和脚踝肿胀。

心力衰竭基本上是一种螺旋式的损害，由身体本身通过激素和神经递质的作用驱动，并由第一次损害启动；第一次损害可能是心脏病发作、药物或感染。因为组织缺血，身体察觉到心脏的力量被抽走，于是立即做出反应来保护自己。然而，身体误解了这些信号，这是因为人类演化出这一机制时活得不够长久，甚至没能等到心脏病发作就去世了——那时最常见的生命威胁是外伤。心力衰竭时，患者的身体反应就像被外伤和失血剥夺了组织血供一样，因此首要目标是保存水分。肺和肾脏一起产生血管紧张素 II 和醛固酮这两种激素，使血管收缩，并减少通过尿液流失的水分。肾上腺素和去甲肾上腺素刺激心脏更快、更强地泵血，并进一步收缩血管。患者的身体被体液浸泡，积聚在肺部的体液使呼吸变得困难，积聚在肠道的体液扰乱消化过程，积聚在四肢的体液导致肿胀。难怪心力衰竭时感觉就像溺水。[19]

此时，第二个螺旋也开启了，我们才刚开始了解这种在初始损伤之后持续存在的低水平免疫激活和炎症。心脏病发作后，首先会出现炎性血细胞的急剧涌入，这是对毁灭性的心脏损伤这种极端紧急情况做出的反应。随后，损伤被瘢痕取代，炎症的火焰却还会持续数月至数年。这是身体在自我攻击。通常，身体会识别哪些蛋白质是"自己人"，哪些"不是自己人"，并对外来入侵者做出免疫应答。[20] 识别"自己人"的分类功能出生前就在胸腺中完成，此时存在于体内的任何东西都被认证为"自己人"，并在此后被免疫系统忽略。但心肌细胞内的一些蛋白质在出生前并不存在，它们是后来才成熟的。当心肌细胞死亡时，它们被释放出来，就被识别为"不是自己人"，并引发了免疫应答，这种免疫应答制造出针对心脏蛋白质的抗体。它们攻击了心脏细胞，导致持续的炎症和细胞死亡。来自大型心脏病发作患者群体的大数据显示，处于最低可检测水平的炎症，曾经被认为太微小而不会引发危险，却可以用于准确地预测那些心脏受损后产生的过早死亡。

现在，我们对心力衰竭患者的所有用药都是为了打破神经激素激活的恶性循环，当身体试图刺激衰竭的心脏时，循环的激素水平就会升高。这些药物包括：阻止肾上腺素发挥作用的β受体阻滞剂，针对血管紧张素II和醛固酮的阻滞剂，排出多余水分的利尿剂，当然还有防止产生更多损害的药物，比如降低胆固醇水平的他汀类、抗血栓的阿司匹林，以及抗糖尿病药物。如果你只看临床试验，就会发现这些药物都表现很好，每一种药物都显示患者使用后两三年内的生存率提高了10%~20%。新的药物也开始在阻断炎症和免疫应答方面获得成功，但同时要避免身体变得易感染，达到平衡是很困难的事情。

然而，随着试验规模变得越来越大，其收益却越来越小。每种新药都必须与现有药物的最佳组合对比，接受测试。（事实上，人们常说，在临床试验中被分到安慰剂组有好处，这能确保你得到当前最好的治疗。）每次测试一种新的药物时，都必须扩大受试群体的规模，以便检测到微小的改进，这使得新的心血管试验的成本高昂到令人望而却步。由于收益开始减少，大型药厂正撤出心血管疾病用药领域。最后，目前还没有一种药物能够治愈。没有一种药物可以逆转最初的损害：它们只能试图推迟来自身体防御系统的继发性损害进展，甚至没有一种药物能做到（或者至少是安全地做到）刺激尚存的心肌细胞更努力地工作。

节俭基因

在我们的演化史上，除了外伤，另一大威胁就是饥饿。这时，我们的生物学机制又对这种潜在的危险做出了激烈的反应，以至于矛盾地催生了有史以来心脏和血管面临的最大的危险之一。在世界上大部分地区，糖尿病患者正在以瘟疫般的速度增加。在美国，超过 1/10 的人患有糖尿病：这一数字自 1980 年以来增加了两倍，估计到 2060 年将再翻一番。[21] 这种疾病本身与血糖控制有关。胰岛素负责将葡萄糖（主要的血糖）带入组织以利用其能量，1 型糖尿病的病因是胰岛素的绝对缺乏，2 型糖尿病则是胰岛靶细胞对胰岛素不敏感。结果是血糖水平升高。这不仅导致了过多尿液产生的典型症状，也会导致血管损伤，特别是微小的血管受损。所有组织都有血管，所以都会受到损伤。血管损伤导致向组织输送的氧气减少，这是糖尿病患者腿部截肢率高的原因。但心脏的需氧量很大，所以特别敏感，超过 2/3 的糖尿病患者的死亡是由心脏病引起的。

要探讨糖尿病患者突然增多的原因，线索来自它出现在经历过困难时期的不同人群中。澳大利亚等地的土著及其他有长期迁徙经历的人，往往会广泛地遭受糖尿病和心脏病之苦。当然，2 型糖尿病的诱因是食物过剩、肥胖，特别是西方饮食方式。但在曾被剥夺食物的人群中，可以充分获得高热量饮食带来的后果要严重得多。更重要的是，并非挨饿的人自己会变得肥胖并患上糖尿病，而是她们的孩子。子宫里的孩子通过母体感知环境：他或她要为出生后面临的事情做准备，会通过被称为表观遗传标记的化学修饰来调整他们的DNA。如果母亲在怀孕期间挨饿，孩子就会被剥夺营养，出生时低体重。他们的基因将会得到调整，倾向于尽快增加体重并保持下去。这被称为"节俭基因假说"。在许多不同的情况下，低出生体重与日后患糖尿病和心血管疾病密切相关。

如果孩子出生于食物稀缺的世界，那么这些基因修饰对他们的生存来说极好。如果孩子出生于购物中心对面，购物中心里有20家快餐店，你就能看到问题所在了。受表观遗传影响的不仅是保持和储存热量相关的生化变化，还有行为上的变化，比如：渴望高热量的食物，吃得过饱，通过避免运动来保存能量。像印度这类大国的快速西方化，加之近代史上有过食物匮乏，是造成现在糖尿病暴发的最大原因。欧洲的饥荒时代已经过去很久了，所以病例的增加没有那么快。然而，表观遗传标记不仅保存在那些遭受过食物匮乏的人的子女身上，也保存在他们的孙辈身上，所以几代人都会对糖尿病易感。

我们是自己成就的受害者

除了这些根植于演化进程深处的威胁，我们现在还要面对涌现的新危险。其中一些甚至来自我们治疗其他疾病的努力：癌症就是一个例子，我们在其治疗中发现了对心脏的意外伤害。奇怪的是，心脏几乎没有得过癌症，所以心脏病专家和肿瘤专家没有什么需要沟通的切实话题。因此，经过一段时间，肿瘤专家才恍然大悟：他们的成功案例，即癌症治疗后获得长期缓解的患者，患上了心脏病。当然，随着年龄增长，癌症和心脏病都变得日益常见，所以人们认为同时患上这两种疾病只是运气不好。乳腺癌的情况特别强调了这样一个事实：这不只是统计学上的异常现象，而是癌症和心脏病之间存在着的因果关系。做出这样的判断，是基于两个原因。首先，乳腺癌的治疗已经非常成功。对癌症局限在乳房内的女患者来说，5 年存活率约为 99%。如果是浸润性癌症，5 年存活率仍然可达 95%（这很不错），10 年存活率是 83%。[22] 这意味着现在有许多女性接受了化疗，并得到了有效的治愈。因此，生命的延长使她们有发展出心脏病的可能，也的确有更多人出现了心脏病的迹象。其次，通常女性患者群体不太容易患心脏病，因此，心脏问题的意外激增更加引人注目。这提醒了肿瘤专家来进一步研究这个问题。通过对来自良好对照的临床试验的数据进行仔细研究、分析，他们发现，乳腺癌的治疗（事实上是任何类型的癌症的治疗）都有可能损害心脏。治疗一种疾病，引发了另一种疾病。

老一代的抗癌药物简直就是细胞毒药，破坏着前进道路上的一切。它们更善于杀死快速分裂的细胞，这是它们对癌症起效的原因；但它们给所有的身体系统都留下了损伤痕迹。你的头发是化疗的第一个牺牲品：正是毛囊中快速分裂的细胞使头发不断生长。心肌本身正在分裂的细胞非常少，所以任何损失都会有猛烈的效果。当然，正如我一直强调的那样，你的心脏没有备份。

其中一些较老（但仍然非常有用）的药物在许多患者身上造成了心脏损伤。在使用最高剂量的情况下，接受一种主要化疗药物治疗的患者中几乎有 1/2 的人出现了心力衰竭。[23] 放疗在很大程度上也是通过杀死最活跃的细胞来发挥作用的，也有引发心脏病的危险。但我们不能因为有副作用就摒弃这些疗法——它们成功地治疗了癌症，这必然是我们的首要任务。

新一代的抗癌药物出现时，临床医生希望问题能得到解决。这些药物以多种方式攻击癌症：一些药物通过干扰血管发育来切断肿瘤的血液供应；另一些药物使用抗体，就像我们体内天然的识别感染的分子一样，检测癌细胞上的特定标志物并与之结合；最新的检查点抑制剂则更进一步，利用身体免疫系统的力量来攻击癌细胞。令肿瘤专家深感失望的是，他们发现，虽然这些新药极大地提高了癌症患者生存率，但是患者依然会患上心脏病。更糟糕的是，将新药与旧药结合使用，可能会使旧药的效果更加致命。[24]

看起来治疗癌症的好药对心脏有害，反之亦然。癌症是最极端的例子，细胞失控，迅速分裂，并在身体内潜行。心脏则正好相反：心肌细胞是最不可能分裂或离开心脏壁上非常牢固的锚点的细胞之一。治疗癌症的药物带走了心脏中仅存的几个分裂细胞，削弱了其本已微弱的修复能力。肿瘤会主动吸引血管进入自己体内，以满足其快速增长的需求。心脏也是一个血管高度发达的器官，因为它对能量有持续且巨大的需求。一些抗癌药物通过阻断肿瘤的血管生长来发挥作用，但这也影响了心脏强烈依赖的血液供应。几乎可以说，随着年龄增长，我们在癌症的无节制混乱和扩张与心脏的奄奄一息和退化之间走着钢丝，而心脏在受损后无法唤醒心肌细胞来分裂和拯救自己。

癌症治疗并不是唯一对心脏产生不利影响的典型案例。HIV（人类免疫缺陷病毒）感染，也就是艾滋病，从一个死刑判决变成了一种可以带病生存的慢性病。然而，无论是这种疾病本身，还是控制疾病的药物（这多讽刺），都会使人心力衰竭。在艾滋病晚期，由疾病引起的许多感染，以及血液中大量的HIV，会带来心肌状况的严重恶化。但是，给予新的抗反转录病毒药物，又会放大传统的心血管疾病风险因素——高血压、不良血脂状况、肥胖和糖尿病。再加上感染和炎症的暗流涌动，效果就被增强了。心肌梗死的可能性增加了50%，心力衰竭的可能性翻倍。[25]其他心血管疾病，如肺动脉高压和心房颤动，也变得更常见了。在艾滋病流行的国家，一边是药物治疗令这种疾病越来越可控，一边又不得不强化医疗保健系统，以处理心脏病患者数量的爆发性增加。

对癌症和艾滋病患者来说，治疗疾病本身绝对是首要任务。目前我们只能接受药物的副作用，但科学家和临床医生正在投入大量努力来避免这些问题。所有新的癌症药物都要进行心脏毒性测试，评估其损害心脏的风险。这是药物开发的标准，心血管方面的副作用导致许多潜在的药物在上市之前就从开发通路中被剔除了。制药公司也在寻求新的化疗药物的设计与组合，在保持强有力的抗癌效果的同时消除心脏毒性。另一方面，临床医生则非常仔细地监测癌症患者，以捕捉心脏病的最初迹象。大型肿瘤医院正在与心血管中心建立联系，设立心脏病专家和癌症专家一起工作的诊所，以便在攻击恶性肿瘤的同时保护心脏。肿瘤专家和心脏病专家正协同工作，学习彼此的专业知识。展望未来，癌症患者将被密切关注其心血管疾病风险因素，甚至可能被前瞻性地施用治疗心力衰竭的药物。临床上，在这两种治疗方法相互冲突的重大疾病之间指引患者前行，是新的走钢丝一般的事情。

疑难杂症丛生

　　心力衰竭被定义为一种由心脏功能缺陷引起的综合征，可以通过一系列的症状来识别。你会认为，从这一点看，它很难被搞错；但心力衰竭有呼吸困难和乏力的症状，很容易与其他疾病混淆，如慢性阻塞性肺疾病（COPD）。不仅如此，心力衰竭可以且经常与COPD及其他老年病并存。慢病共存，也就是多种基础病交织在一起，对如今的老年人来说是常规而非例外。年迈的父母无法前往商店，只是因为关节僵硬，还是更严重的疾病的开始？糖尿病、脂肪肝、肾脏问题、关节炎、痴呆都很常见，它们互相重叠，有许多共同的风险因素。炎症又是这种情况的一个关键性潜在原因，加速了肌肉萎缩和虚弱这些衰老过程的可悲特征发展。在65~69岁的人群中，几乎1/2的人患有两种或更多的慢性病；在85岁及以上的人群中，这一比例增至75%。

　　我们的医疗系统培养了对单一器官系统（眼、肺、肾等）

有深入了解的专家，而这种医疗系统自然阻挠我们对这些患者进行综合诊断。因为呼吸急促而来到医院的患者，被诊断为心力衰竭还是COPD可能是一个运气问题——这取决于当时哪位专家有时间。当我们在大学和医学院研究疾病时，同样存在这个问题：因为科室划分，来自不同领域的科学家从不见面。我们正开始意识到这一点，并努力与之斗争，包括资助跨界研究、设计驱动不同专长者相聚的建筑、培养学生在多个领域接受培训。这是一项艰苦的工作，需要克服研究体制上的障碍，需要协调不断扩大的信息量，但我们必须这么做，以便用整体的观念理解疾病。

许多领域的科学发现不断涌现，它们都需要被用于对抗心脏面临的日益增长的威胁。心脏和血流的基本动力学原理是众所周知的，但现在我们可以看得更远、更深，从心肌整体到单个心肌细胞，从单个细胞到细胞内具有特殊功能的细胞器（如细胞核），深入单个分子聚集和相互作用的纳米域。显微镜学的每一个新进展都使我们聚焦一个全新的复杂世界。化学为我们提供了工具来测量分子之间不断变化的距离——它们时而共舞时而分开。为了理解心脏真正的完美性，我们现在必须造访可见光无法感知的微观王国。

真正小的科学

它活了！它活了！

人类的心脏是一幅有 50 亿块的拼图，每个微小的心肌细胞都通过电信号与相邻的心肌细胞连接，以传导整颗心脏的刺激性冲动。这是一个至关重要的特征，因为它让心脏作为一个整体完美地同步。我们研究出单个心肌细胞的确切成分，以便轻柔地把它们从人类心脏中分离出来，那一刻真是令人兴奋得战栗！我记得自己第一次亲眼看见这些细胞时的强烈兴奋感，它们就躺在我的显微镜下的培养皿里。从主心脏壁上分离出来的心肌细胞与正常的起搏细胞分离后，一开始没有显示出任何运动迹象。我们屏住呼吸，把电极放在培养皿两端，接通电流。细胞抽搐了，然后以完美的频率跳动起来——一颗微型心脏。我们情不自禁地在实验室里跳起舞来，大叫着"它活了！它活了！"

驾驭心肌细胞的力量

对心脏科学家来说，那些最激动人心的新技术拓宽了我们在微观层面的视野，使我们得以欣赏单个心肌细胞的微妙和复杂。我们可以见证单个心肌细胞发挥功能，可以看到它在每次跳动时缩短（或收缩）的程度——这与心脏的力量直接相关。心肌细胞收缩又放松的稳定脉动被捕获并显示在电脑屏幕上，它将保持稳定长达数个小时。当我们加入激动剂（如肾上腺素）时，心肌细胞的活动程度会在几秒钟内增加，就像在你身体里一样。这意味着我们可以立即开始回答许多以前不可能有答案的问题。诸如：每个心肌细胞对所有心脏激动剂和抑制剂的敏感度是相同，还是根据所处的心脏不同位置而异？心肌细胞是否需要与其他心脏细胞相互作用以最有效地收缩？

我们解决的第一个问题是：为什么心脏病发作后，心脏可以慢慢康复，但几个月或几年后又开始衰竭？我们需要了解在这段时间里单个心肌细胞发生了什么变化。在衰竭的心脏中，细胞死亡和细胞功能不良之间的平衡是什么？我们知道，在心脏病发作之初，有数十亿个细胞死亡，心脏收缩无力是否只因为它的心肌细胞变少了？那些幸存的细胞怎么样了，它们是通过最大程度提升性能来提供帮助，还是因为表现不佳而让问题变得更麻烦？为了回答这些问题，我们进行了一项试验，研究的心肌细胞来自在移植过程中被切除的衰竭心脏。对我们的团队来说，这是一段耗费心力的时期。许多个夜晚，我们保持手机7天24个小时开机等待电话，在凌晨时分前往医院。带着已经衰竭的心脏回到实验室后，我们夜以继日地工作，以提取心肌细胞并了解其秘密。渐渐地，第一个问题的答案变得清晰起来。组织中的一些心肌细胞已经死亡，但仍有一些活着。剩余存活的心肌细胞因为其所承受的压力，改变了它们的细胞结构，这导致它们变得迟钝、虚弱。它们的收缩速度慢、效果差，放松时间长，而且往往不完整，经常发出不规律的心跳。重要的是，我们观察到同样的情况总是发生，与心脏第一次损伤是如何发生的无关——无论是心脏病发作、心脏瓣膜病，还是遗传问题，都一样。这并不取决于损伤的类型。这个新的见解表明：我们不仅可以通过添加新的细胞来恢复衰竭的心脏，还可以通过药物和基因治疗，针对剩余的故障心肌细胞的分子变化进行恢复。

心跳时，需要用力泵出血液并使之在全身循环，所以心肌必须能迅速产生强大的力量。然而，在心跳的间隙让心脏快速放松也非常重要，否则在下一次心跳之前就没有足够时间让它充满血液。控制心脏力量的心肌细胞功能失常是危险的，因为它们在收缩和放松时都有缺陷。心脏必须迅速排出血液，然后舒张以填充更多的血液，而且随着你的心率上升，这个流程进行得更快。心脏运作得越快，心跳的效率就越高。不难看出，心脏收缩能力出现问题，会降低其射血效率。然而，我们现在认识到，许多人的心脏出现问题主要是因为舒张缓慢，而不是收缩不良。舒张缓慢导致的心力衰竭是一个新的趋势，它与肥胖、糖尿病、高血压和其他慢性病（如肺病和肾病）相关。[1]

针对单个心肌细胞的研究工作，也为探测心脏收缩的生物学机制提供了大量的新方法。用充满导电溶液的尖锐的玻璃电极头钉住心肌细胞，可以测量电流变化——动作电位，它在每次心脏搏动时发生。细胞膜上控制钠离子、钙离子和钾离子运动的通道和泵，在打开和关闭的过程中形成了电脉冲。磨平电极头后，我们能把它夹在细胞的表面，以捕捉并分离一小块细胞膜。使用手持式控制器来定位电极头是一项棘手的精细操作，借助视频游戏可以很好地训练要做这些试验的科学家。

我们首先看到的似乎是电磁噪声，在我们的记录设备上是跳跃的随机波形。但这些粗糙的上下起伏曲线背后隐藏着丰富的信息。现在，我们必须提高系统的灵敏度，以挑选出由离子通道产生的微小到不可思议的电流，这是一道由单一蛋白质分子构成的门户，每次允许一个带电的钠、钙或钾离子进入细胞。通道分子不断改变其形状，每一秒要在开开关关之间切换数千次。当离子在通道短暂的开放状态下穿过时，微电流就产生了。这些复杂的方法对于帮助我们了解心脏的电活动，以及开发用于保持心脏稳定和健康的药物非常重要。例如，像钙通道阻滞剂这样的药物，在分子层面上发挥作用，减少钙离子通道开放的时间，从而抑制任何危险的心跳节律。

设定节奏

所有的心肌细胞并非一模一样。如果我们从心脏的主要肌肉区（心房或心室，见图 3-1）提取心肌细胞，我们就会看到细胞长时间地稳定收缩，然后快速放松。它们静静地躺在我们实验室培养皿里的盐溶液中，只有当电流通过时才会抽动。但如果我们从心脏那些小而专的起搏区域（窦房结、房室结，见图 3-1）提取细胞，它们就会自发抽搐或搏动，其机制是心肌细胞的跨膜电位上下波动。在心房和心室的心肌细胞中，当它们没有真正搏动时，离子泵和通道保持着细胞内外稳定的电压差。在起搏细胞中，一个通道的活动会随时间推移逐渐改变，使起搏细胞自发、有节律地跳动。单个细胞内电流的微小变化集结起来就是我们熟悉的心电图（英文缩写是 ECG/EKG，如图 3-2 所示），它是对全心电活动的主要测量方法。

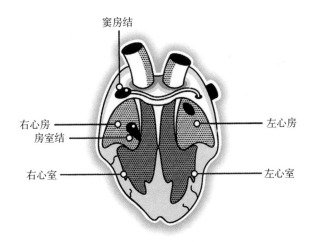

图 3-1　心脏的解剖结构。电脉冲从窦房结起搏，传递到心房和房室结，再从那里刺激心室收缩

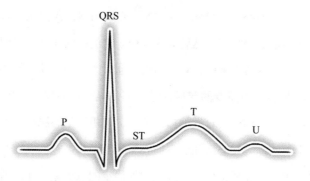

图3-2 心电图：钠、钾和钙离子进出心肌细胞时产生微小的电流，这些电流集结起来的总电流启动了一次心跳。这些电流可以在身体表面被心电图电极头感应到，图上这些字母显示了电脉冲在心脏不同腔室之间的进展情况

交响乐奏起！

现在，我们已经拆开了心脏拼图，必须把它再拼起来，看看单个心肌细胞是如何在心脏的"收缩舒张交响乐"中各自发挥其作用的。在培养皿中，不同细胞的电信号的大小和形状都有很大差异。添加能够干扰电信号的药物，会导致细胞发出不规律的搏动，甚至不受控地痉挛。如果这种情况发生在你的心脏里，就会导致危险的（甚至是致命的）节奏紊乱，被称为心律失常。但是当它们发生在心肌时，心肌细胞之间四通八达的连接会使整个系统保持稳定：孤立的细胞变得彼此同步，搏动更加规律。如果我们在一条完整的心肌上测量心肌细胞——它们完全连接成了一个整体，细胞的行为就会更加一致，而且更难被干扰。如果心肌细胞位于一条完整的肌肉中，它们就会比培养皿中的单个细胞更

能耐受剂量大得多的诱发心律失常的药物。实际上，心脏是作为一个巨大的心肌细胞运作的，这使它面对电干扰时具有强健的稳定性。

乐章的开始是由起搏心肌细胞发出的信号，它们自发地发出规律的电脉冲。电脉冲从心脏上腔之一——右心房的主起搏器窦房结开始。正常的心跳节奏被称为窦性心律。在心脏下腔——心室上方还有一个速度较慢的备用起搏器，被称为房室结：如果主起搏器失效，它就可以接手了。在心电图（如图3-2所示）中，P波是电脉冲通过心房的时候产生的，心房首先收缩。然后，大的尖峰是QRS复合波，显示了对左、右心室的刺激。ST段是心脏收缩期与T波和U波之间的空隙，它代表了通过复极化（与去极化相反）恢复静息的膜电位水平。当心脏病发作时，往往是心电图ST段的抬高向临床医生透露了信息。

这项精湛的工程可以精准协调血液的肺循环和体循环。来自体循环的血液氧气含量很低，因为已经将氧气供给了身体器官。体循环的血液通过右心房进入，右心房首先收缩，把血液推进右心室。血液从那里离开心脏，进入肺部，并在那里得到氧气的补充。从肺部返回的血液进入左心房。血液从那里被排出，进入心脏的主要腔室——厚实且肌肉发达的左心室。这个心室有足够的力量推动血液随着每次心跳进入身体其他部位并循环流动，同时对抗进入每个器官时遇到的血管分支产生的所有阻力。每一次心跳时，右心室和左心室的循环相互协调进行。通过这两个循环的血液量必须精确匹配，因为即便是微小的差异也会很快积累，使整个系统失去平衡。当血液离开心室时，心脏的每个腔室放松舒张，准备接受新的负荷。心跳结束了，交响乐的这一乐章就完结了。

生物学剧场

心脏科学是令人兴奋且可视的。研究跳动的心肌细胞时我得提醒自己不要屏息——我刚刚加入了一种正在测试的新型刺激剂，它能起作用吗？在显微镜下，我可以在几秒钟内看到心跳在我眼前变得越来越强，越来越快。电脑输出记录了心脏的搏动情况，这样我们以后还可以检查心脏收缩和舒张的细节。这比为期一周的蛋白质提取或为期一个月的数学分析更令人满意。

我们甚至可以不满足于心跳，进一步让心肌细胞亮起绚丽的色彩。鲜艳的荧光传感器让我们进入细胞的内部世界。最简单的方法是用一种化合物浸泡细胞，当特定的分子（通常是含钙的物质）浓度增加时，绿色荧光就会增加。这种化合物是亲脂性的，这使它能够穿过心肌细胞的脂质外膜并进入细胞。当细胞搏动时，钙离子浓度增加，出现闪烁的绿光。这种信号的强度和速度是非常有价值的信息，因为钙是心肌细胞收缩的主要动力。

关于这一点的最早研究之一，由临床医生、生理学家悉尼·林格在19世纪80年代做出。他研究的是从青蛙身上取出的心脏，试验进展顺利。然后，他惊恐地发现，他的技术员保存心脏时用的是伦敦的自来水而不是纯蒸馏水。然而，在这个错误得到纠正后，他的所有试验都失败了，因为试验用的心脏都停止了跳动。他追踪其中的重要成分，直到归因于伦敦水中的钙或石灰含量（直到今天，伦敦水中的矿物质含量仍然出了名地高）。巧合的是，伦敦水中的钙含量与血液相当。技术员所犯的这个偶然的错误产生了一种培养基，是悉尼·林格试验的理想材料。

另一组荧光化合物可以感知细胞膜的电势。这可以向我们展示起搏细胞中的电脉冲如何随时间变化，或者在心律失常期间变得混乱。这次我们希望亲脂化合物留存在脂肪层，在电脉冲飞速穿过时发出黄光或红光。如果我们巧妙地选择颜色，就可以在一个细胞内同时测量钙离子浓度和电活动。一种类似的技术使我们能够看到蛋白质如何在细胞内移动和聚集，这又如何改变了其功能。通过用不同颜色的荧光分子标记每个蛋白质，我们可以追踪它们。通过观察这些蛋白质的荧光色在它们相互接近时发生的变化，我们甚至可以了解它们的功能如何变化。由此产生的图像不仅具有信息价值，而且往往非常可爱。那些资助研究的慈善机构每年都会举办评选最美科学图像的比赛，而心脏科学家在这方面有很大的优势。

通过这种方式，颜色使我们能够了解钙和蛋白质在心肌细胞作用机制中发挥的作用。然而，光的波长所带来的限制使我们无法观察到那些最微小的细胞成分，因此我们已经发展出一些技术来进一步深入微观领域。

不用光来看

我们曾经认为，细胞是被膜包围的一大包液体，所有不同的内部结构（细胞器，比如细胞核或线粒体）在控制它们功能的蛋白质分子"汤"中随机漂浮、互相碰撞。这只是一个例子，说明科学家如何尴尬地低估了生物组织的复杂性。实际上，蛋白质分子是通过物理和化学的双重"护具"来固定的。它们可以被束缚在细胞内的细胞器上（比如细胞核），也可以被限制在一个专门的区域（比如细胞外膜部分），只有在得到行动的指令后才会移动。它们还可以在一组其他分子内相互作用，以增强或减弱其功能。产生信使分子的信号蛋白往往与其他分子聚集在一起，放大或抑制该信号，从而不断地调节最终的信号强度。

为了深入研究这种微观结构，我们首先需要把传感器固定在特定的位置。蛋白质地址标签帮我们达成了目标：这是一些小型序列，将我们的传感器与正确的集群结合起来，并在那里监测局部环境。我们还必须升级显微镜技术，由于这些分子耦合在一秒钟内会多次变化和重组，我们必须在活细胞中进行研究。

我们的第一件设备几乎可以说是用从垃圾桶里捡回来的零件做成的。杰出的年轻俄罗斯研究员尤里·科切夫有一个主意：用我们的一个电极制成的探针扫描细胞，但不接触细胞表面。他利用从实验室垃圾堆里捡回来的一台废弃的显微镜，为细胞做了一个移动平台，把它连接到一个固定的、与细胞表面的距离在微观尺度的电极上。这个平台前后扫描、上下移动，保持探针和细胞之间的间隙不变。用这种方式扫描整个细胞，向我们展示了完整的表面轮廓图（图 3-3）。

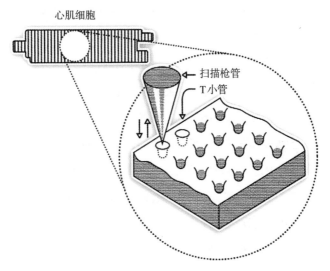

图 3-3　使用扫描离子电导显微术时，扫描枪管在细胞表面的一小片区域内来回移动，以创建其表面的轮廓图

这项发明现在被称为扫描离子电导显微术（SICM）[2]，有两点非常精妙的设计。首先，它不需要光，只是通过电荷感应细胞表面和探针之间的距离。这意味着可以检测到尺度小于光的波长的结构，并让我们看到它们的形状。对心肌细胞的扫描出人意料地向我们揭示，在光学显微镜下看起来像条纹的东西其实是由山丘和山谷组成的高山景观，有深深的通道穿过。我们意识到那里有一个全新的世界可供我们探索。其次，探针可以回到特定的位置或结构处，并记录局部反应。我们可以把它引向细胞膜上有具体特征的固定传感器，比如通道口。将探针浸入通道口之后，我们就能把药物喷进去。然后，我们可以切换回光学检测，看到我们所锚定的传感器的荧光变化。我们看到，药物令靠近通道的传感器发光，但位于细胞另一端的传感器没有反应。这向我们表明，这些药物的信号蛋白被牢牢地固定在通道区域，有着非常局限的作用范围——不到心肌细胞大小的 1%。

当我们将正常人的心肌细胞与来自衰竭心脏的心肌细胞进行比较时，我们可以立即看到，疾病已经破坏了细胞表面正常的景观。起伏和凹陷都不见了。成片的扁平膜分布在心肌细胞的表面，残留着少许通道口。现在，喷入激活药物后，整个细胞从头到尾都亮了起来。信号分子已被释放，并在心肌细胞内到处游荡。它们处于错误的位置并击中了错误的目标，破坏了细胞的顺畅工作，进而破坏了心脏。

我很高兴地告诉大家，这位翻垃圾桶的研究员干得不错。尤里写信给伦敦帝国理工学院我所在院系的一位资深教授，这位教授非常喜欢这个想法，为尤里争取到了一份工作，现在尤里也是这里的教授了。

孤独的心肌细胞

我们有一项更令人悲伤的工作，那就是了解细胞如何受伤和死亡，这对理解疾病来说至关重要。细胞死亡的方式有很多：可以是有控制的过程，平稳地吸收不需要的细胞（这就解释了为什么人没有脚蹼）；也可以是灾难性的突然死亡，细胞爆炸、外膜破裂，失去其内容物。在心脏病发作中，它是灾难性的那种——心脏壁中多达20亿个心肌细胞因突然缺氧而爆裂并萎缩。但是，细胞也可能因缺乏陪伴而死亡，对此有一个专门的词"失巢凋亡"（anoikis）来描述，意为孤身一人或无家可归。一个孤立的心肌细胞在培养皿中很快开始失去其原本非常精准的结构。几天之内，它就会恢复到未成熟的状态，更圆且更光滑，条纹变得无序。许多其他类型的细胞会在体外快乐地生长，只需要被放进一个充满葡萄糖等营养物的温暖培养皿中即可。它们会分裂和增殖，数量增加，直到填满培养皿表面。心肌细胞从不这样，它们很少分裂，只是逐渐萎缩或日益消瘦。

在完整的活体心脏中，情况也是如此，这就是心脏病发作如此具有灾难性的原因。在这种戏剧性、整体性的细胞死亡之后，剩余的心肌细胞可能会分裂，数量略有增加，但远远不足以重新创造出修复损伤所需的10亿个细胞。（从积极的方面看，我们认为这也解释了为什么心脏患癌的情况非常罕见，因为癌症是一种增殖失控的疾病。）成纤维细胞之类的细胞接手了，它们形成的结缔组织把心脏拉扯在一起。成纤维细胞天然具有强烈的增殖特性，就像细胞世界的野草一样，会急剧增长以填补缺口。成纤维细胞会产生瘢痕组织，这对于把心脏壁拉扯在一起至关重要，毕竟心肌细胞死亡了。然而，成纤维细胞没有收缩能力，从长远来看，这种瘢痕使心脏变硬，并破坏电脉冲在肌肉中的流动。它将导致舒张和充盈过程变慢，这对心脏功能来说是非常有害的。

为什么心肌细胞如此讨厌孤独？我们知道，单个心肌细胞会失去在活体心脏中拥有的拉伸和放松周期的持续机械刺激。新的心脏辅助设备（部分人工心脏）不需要心脏搏动就能将血液泵出心脏，减少了心肌细胞的机械负荷。只要几天到几周，心脏很快就会萎缩，心肌细胞变得更薄、更弱。[3] 相反，当我们用干细胞制造出新的未成熟心肌细胞时，我们通过刺激它们，让它们在负荷之下进行收缩，从而促使它们变得像成熟细胞一样。如果我们取下超薄的人类心脏切片，就可以把它们放在一个不断拉伸和刺激它们的生物反应器中，从而保留其中心肌细胞的功能。

神奇的机器

心肌细胞教会我们的是，除了关于分子机制的一切见解，更重要的是，心脏不仅仅是组成它的众多单个肌肉细胞的叠加。心脏内的心肌细胞通过彼此之间令人难以置信的紧密连接，得到保护和加强；分布在心脏壁上的细胞不断受到机械刺激，以锻炼它们，使之保持最佳功能。各个心肌细胞之间的大量连接直接导致了电缓冲，能抑制不规律的心跳。直到许多单个细胞出现心律失常，心脏肌肉才受到影响，也出现心律失常的情况。心脏像单个细胞一样高效地行动，从而坚定不移地维持对身体其他部位的血液输出。

这些适应性是心脏在数百万年的演化过程中完成的，也是其脆弱性和抗修复性的基础。心肌细胞不会通过分裂和增殖来修补受损的心脏。当心肌细胞分裂时，它必须拆散自己的结构，一分为二，重新组合，才能再嵌入其在心脏"拼图"中的位置。如果有相当数量的心肌细胞进入这一过程，它们就无法参与团队工作。不仅如此，它们还会成为电脉冲的薄弱点，干扰电脉冲在心脏壁上的顺利通过。因此，再生代表着心脏的危险期，我们在刺激它的过程中必须极度谨慎。当我们制造机械或用活体移植物来试图修复心脏时，我们必须制造出同样完美的东西，而且能立即完美地融入现有的结构！现在你开始理解，我们在试图与演化竞争时面临什么样的巨大挑战了吧。

我们已经看到了真正小的科学，以及这如何能让我们在分子水平上对心脏产生新的认识。现在我们转而了解大的科学。我们的"军械库"中有一种新武器是大数据：关于生活方式、污染和环境的公共卫生信息，关于整个国家或人民从出生到死亡的大型临床数据集，以及充满组织和血液样本的生物库。我们将探讨数据科学如何借助远程监控和人工智能，帮我们实现对我们终此一生的遗传和环境影响的综合、包容性分析。

大数据——多颗心脏，
搏动如一？

　　科学界可能会出现摩擦，对一个假设或试验结果的看法分歧可能会很大。也许一所大学的研究人员无法重复另一所大学的试验结果，或者药厂抱怨说他们无法得出与大学研究人员相同的结果。双方都嘟哝对方无能（或更坏的什么），理性的辩论恶化为谩骂。试验缺乏可重复性，可能有很多真正的原因：动物的反应随季节而变化，细胞系在培养过程中也可能发生变化。有时，我们就是不知道为什么一位科学家会有"金手指"（他们的试验好像就是可行）而另一位科学家却不行。毕竟，每个人发的面团都略有不同，而面团的组成都是面粉、黄油和水。我怀疑每个科学家都有过这样的经历：他们甚至无法重复自己的试验结果，他们自己也不知道原因。但重点是，我们开始明白，产生争议和冲突的一个关键原因是来自单个实验室的研究规模太小。它们在统计学上不够"有力"，纯粹是缺乏数字的力量，因而无法了解非常小但极为重要的生物差异的影响。如果你抛一枚硬币4次，每次正面朝上也是合理的结果。但如果你抛 40 万次，得到正面朝上结果的概率几乎正好是 50%。这是一条客观规律：大数定律。

这种强大的效应在关于先天与后天的遗传学研究中非常明显。这些研究试图弄清楚，我们的哪些特征是在基因中奠定的，哪些是后来被环境塑造的。罗伯特·普罗明撰写的一本好书《基因蓝图》描述了科学家如何知道某些特征受到强烈的遗传影响，如智力、精神问题和体重。[1] 被不同家庭收养的同卵双胞胎几乎完全复刻了他们的亲生父母，而不是养父母。但当人们试图找到相关基因时，各个实验室的答案大相径庭。人们需要更大规模的群体，实际上是实验室的联盟和网络化共同合作，才得以触及真相——有许多基因参与了创造智力等特征，但每个基因只贡献了最终效果的一小部分。正如普罗明所说，对于像智力这样的东西，我们正在寻找的是广泛的"金粉"（多个小的基因变化），而不是"金块"（罕见的单基因突变）。接受测试的人群越大，对这些微观基因影响的总和做出的预测就越准确。

对心脏来说，确实颇有一些"金块"——罕见的单基因突变导致某些类型的心脏病，如心源性猝死、心脏扩大或心脏结构的先天性异常。但是更常见的疾病，如导致心脏病发作的冠心病或心房颤动的心律失常，却很难归结于单一基因。当我们最早研究来自心脏病患者的所有可能的基因时，我们希望能找到针对疾病的新见解。我们曾认为，可能会有一个单一基因的突变可以解释心脏病发作或心房颤动，这将为我们提供药物的新靶点。然而，这些结果并没有告诉我们什么新的知识，诸如"吸烟和糖尿病是重要的风险因素"此类我们已经知晓。现在我们意识到，这些常见疾病的情况更接近精神疾病或体重，有许多小的遗传影响因素叠加在一起成为贯穿我们一生的风险。因此，现在我们正在扩大对心脏病的遗传分析，在越来越大的人群中计算每个人的"多基因风险评分"，即由许多基因变化产生的单个小风险的总和。利用这个评分，我们可以比单独参考任一因素时更准确地预测患者的风险。[2]

因此，我们学到了一课：规模越大越好。科学家、大学乃至整个国家都在建立由健康志愿者或患者组成的群体（队列），他们愿意分享自己的信息，甚至接受特殊的测试。队列中的人越多，伴随着遗传数据而获得的信息越多、越优质，它们就越有价值。我们在规模如此大的人群中研究的不仅是基因的影响，还有环境和生活方式的影响。矛盾的是，我们的愿景是得以针对患者个体制订独一无二的治疗计划。广告商使用同样的伎俩，从数百万次点击中收集数据，以便当你考虑在院子里干活的时候，给你推送一条割草机的弹窗广告。

精准医疗也称"个性化医疗"，这将使我们摆脱"一刀切"疗法的旧观念。多年来，我们一直在寻找能够识别生物个体的无限多样性的东西。我们非常清楚，并非所有患者的反应都一样。大多数正在使用的药物，即使是成功的药物，也只对一些患者有效，而其他患者则继续受苦。个性化医疗是一条截然不同的道路：海量数据为我们打开了一扇通往新时代的大门。这种模式为我们提供了一种方法，从整体上治疗每名患者，了解他们生活中的哪些因素可能导致了疾病，以及什么是适合个体的最佳疗法。大数据是关键，但是在质量和数量之间总是要做出权衡。

人多力量大

当我们为临床试验挑选患者时，我们必须非常仔细地界定要治疗哪类患者。他们应该患有某种特定的疾病，而且已知处于疾病的特定阶段，比如，不仅患心血管疾病，而且有持续的心房颤动、急性冠脉综合征、严重的心力衰竭，诸如此类。出于安全考虑，我们通常会排除非常年长或年轻的人、孕妇，以及患有其他疾病的人。获得积极治疗的患者在男女人数、平均年龄，以及正在服用的其他药物方面应与安慰剂组相匹配。我们尽一切努力消除可能的偏差因素，确保药物组相对安慰剂组不存在影响公平的优势。

与此形成鲜明对比的是，为大数据研究做出贡献的群体也可能仅仅由在某一特定时间段去医院就诊的任何人组成。研究人员可以在删除每名患者的身份信息后，使用这些患者的电子病历。现在，大多数国家都把所有的数据在网上公布，因此创造了海量的免费数据。虽然这些记录在测试的标准化、患者的匹配度或治疗的一致性方面有所欠缺，但它们在数字的纯粹、原始力量方面进行了弥补。

我们通过智能设备以电子方式递送数据如此便利，但我们得以使用电子病历的过程出乎意料地艰难。英国国家医疗服务体系（NHS）似乎是一个理想的工作环境，它追踪每个居民，从出生直到死亡。其他国家有各种各样的医疗服务提供者和保险公司，在协调数据系统方面有更多挑战需要克服。但是，即使是NHS也经历了艰难应对财政限制、医院间不同的电脑基础设施，以及对数据保护的严格需求这些挑战的过程。我知道，由于数据保护规则，在大学附属医院的医学院里，甚至不能用大学的电脑查看患者的信息；英国的医院正在弃用传真机。那些最近才发展出卫生系统的国家，立即用上了最好的技术，所以这些国家在这方面有优势。但现在，所有国家都开始克服这些困难，数据的闸门正在全世界范围内打开。

大数据取得成功的一个突出例子是对心肌损伤相关的简单测试的预测能力，这是通过血液中肌钙蛋白水平的升高揭示的（肌钙蛋白是一种通常只能在心肌中找到的蛋白质）。2010—2017年，全英国的各家医院提供了超过25万名患者的电子病历。医生对肌钙蛋白测试越来越担心，因为测试灵敏度的提高显示更多人的肌钙蛋白水平有轻微升高。这是重要变化，还是日常干扰？肌钙蛋白是在心肌细胞死亡时释放的。他们知道，在这25万余名患者中，有1.5万名患者存在动脉堵塞，这会导致心肌细胞死亡，就像心脏病发作或不稳定型心绞痛发生时的情况一样；测试结果显示，这些患者的肌钙蛋白水平明显升高。但他们惊讶地发现，余下的人中有许多不是因为心脏问题来医院的，其肌钙蛋白水平仅略微高于正常值，而这个指标能够用于预测患者是否会在未来两年内死亡。[3] 医生已经敲响了警钟，我们要非常认真地对待肌钙蛋白水平的任何变化。

还有其他出人意料且无法解释的发现。尽管 40 岁以下的人一般较少接受肌钙蛋白水平检测，但当检测结果为阳性时，他们的风险要高出 10 倍。非常年长的患者（90 岁以上）的死亡率自然要高得多，即使对他们来说，肌钙蛋白水平升高依然会显示风险增加了 50%。令人惊讶的是，这两组患者的死亡大多数发生在测试后的第一周。通常，医生会对肌钙蛋白水平的略微升高采取"等待并观察"的策略，但这种情况下显然需要立即采取行动。因此，即使是这项非常简单的研究——只有一项输入信息（肌钙蛋白水平）和一个终点（任何原因导致的死亡），也给了医生一些明确的指示。我们不知道是什么导致临床医生进行检测，也不知道最终的死亡原因，但大数据已经为我们提供了可能救命的信息。

一个生命的故事

当一名患者因为心脏（或任何）疾病来到医院时，医生会采集病史。如果患者是老年人，这简直就是一份历史记载。当一位如今 70 岁的老人出生的时候，风疹、麻疹、腮腺炎和脊髓灰质炎疫苗接种计划还没有大规模普及。他们有大概 30 年暴露于汽油中的铅；即使他们自己不吸烟，他们也会在一生中的大部分时间里接触到公共场所的二手烟。一名如今 50 岁的男性如果在 20 年前心脏病发作，又没有治疗的绿色通道，他的存活概率就会比今天低得多。这些由患者或健康受试者组成的大型群体或队列，经历了足够长时间的随访，就疾病的自然史和治疗方法改进的效果提供了大量信息，具有极大的价值。

最早、最有影响力也最持久的研究队列之一是美国马萨诸塞州弗雷明汉镇的全体居民。[4]1945 年富兰克林·D. 罗斯福死于心脏病，推动了这项研究启动。当时美国有 1/2 的人死于心脏病，而这被认为是衰老的自然结果。医生和患者一样，都对心脏病的起因一无所知。要知道，当时甚至没有人知道血压升高会有多危险，这不禁让人警醒：高血压在当时不被认为是一种疾病。当时的医生们认为，高压 200/低压 100 毫米汞柱的血压对一个年长者来说并不需要特别关注；而现在我们知道，即使是高压 140/低压 90 毫米汞柱的血压，也是导致健康状况不良的重要原因，任何超过"正常"（高压 120/低压 80 毫米汞柱）的血压都被认为是高血压的警告。罗斯福的血压在他死前达到了惊人的高压 300/低压 195 毫米汞柱。

选择弗雷明汉镇是因为它的人口在当时的美国很典型：以白人为主，蓝领和白领混杂。它有着民主的市政厅管理制度，让公民来做决定——他们之前曾投票决定参加结核病研究。镇上的医生尤其热衷于参与其中。哈佛大学是医学科学的大本营，位于波士顿都市区剑桥市，已经准备好随时帮助设计研究和解释数据。弗雷明汉心脏研究始于 1948 年，从该镇的 1 万名成年公民中成功招募了 5 209 人，年龄在 28~62 岁；令人高兴的是，受试者中男女人数几乎相等。现在这项心脏研究仍在进行，经历了 4

个周期；随着该镇人口发生变化和数量增长，它的人员构成也在改变。原先受试者的子女和孙辈加入研究，提供了关于心脏病如何代代相传的重要信息。当基因测序技术出现时，这些家族就是探索心脏病的遗传基础的不二之选。

目前，我们的大量知识都是从弗雷明汉心脏研究开始的。研究人员从这一研究的数据中首次获知了许多我们现在认为理所当然的东西：高血压、吸烟、糖尿病或高胆固醇水平会增加心脏病的患病风险；男性和女性的心血管风险存在差异；运动、适中的体重和健康饮食对人体有益。"风险评分"这个词首次出现就是在一篇描述弗雷明汉心脏研究的论文中，作者在论文中采纳的许多风险因素（年龄、高血压、高胆固醇水平、心电图变化、肥胖、贫血、吸烟）成为今天我们预测心脏病的基础。其他队列研究证实并补充了这些发现，包括针对澳大利亚、威尔士、荷兰和瑞典的城镇，针对护士等特定群体，以及针对老年人等特定年龄组群体的研究。事实上，即使是最新的多基因风险评分形式的遗传数据，也是努力在针对这些人日常生活的研究得出的预测结果基础上加以改进。

新的队列一直在创建，因此有一些新的测量疾病的方法可以用来提高其研究价值。英国生物样本库有 50 万名志愿者，2006—2010 年间，这些志愿者的年龄在 40~69 岁；他们进行了基因组测序，进行了全面的心脏和神经系统检测，并提供血液样本以用于详细分析。[5] 在新冠疫情防控期间，英国生物样本库向科学界实时发布了确诊新冠病毒感染的参与者的重症监护数据。

世界各地的任何科学家都可以自由访问英国生物样本库的数据，只要他们正在进行符合公共利益的健康相关研究。英国生物样本库的受试者已经同意在他们的一生中继续参与，以阐明遗传、生活方式和环境在老年疾病进展中的作用。一些受试者还同意在死后捐出他们的大脑进行研究，以帮助对抗痴呆。普通人的无私举动对医学科学来说是非凡的礼物。

位置，位置，位置

大数据告诉我们，我们可以采取很多举措来帮助维持心脏健康，但不幸的是，仍存在一些我们作为个体无法控制的危险。我们生活的环境每天都在制造威胁心血管健康的危险，而大数据正以前所未有的详细程度向我们展示这些风险。其中最主要的风险是污染。据估计，全世界每年因污染而过早死亡的人数在800 万~1 000 万，比战争和谋杀、营养不良或交通事故致死的总人数还要多（图 4-1[6]）。我们认为，这些死亡中至少有 50% 源自心血管疾病。造成空气污染的两大罪魁祸首是臭氧和空气中的 $PM_{2.5}$（细颗粒物），包括 NO_2（二氧化氮）气体和炭黑颗粒在内的其他媒介也发挥了强力作用。这些微粒来自机动车使用的汽油和柴油，也来自天然粉尘（源于沙漠、野火和火山）和家庭使用木材等燃料烹饪时的排放物。

世界卫生组织 2005 年发布的《全球空气质量指南》（AQG 2005）将 $PM_{2.5}$ 的年均浓度限制在 10 微克/立方米以下，或者

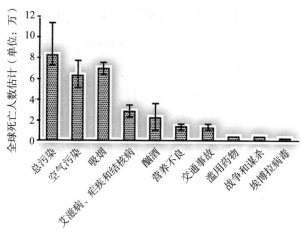

图 4-1　空气污染等因素导致的死亡人数

要求日均浓度不超过 25 微克/立方米（每年不超过 3 天）。[①]各大城市经常超限：美国密苏里州的圣路易斯在 2018 年有 210 天 $PM_{2.5}$ 超过 35 微克/立方米，英国伦敦的一些道路通常在 5 天内就超过了 AQG 年度限制。在美国（针对 65 岁以上老人的）医疗保险制度覆盖的 6 100 万人口中，暴露于 $PM_{2.5}$ 超过前一年 10 微克/立方米的环境的人群，死亡率增加 7% 以上。[7]即使是在健康人群中，英国生物样本库发现，过去接触较多 $PM_{2.5}$ 的经历与心脏增大有关，这往往是心力衰竭发展的前兆。

　　只要你在伦敦的某些地方走两个小时，你的心脏就已经开始受损了。该市的一项研究显示，日常生活中的空气污染存在显

---

① 2021 年发布的新版 AQG 将标准收紧，建议 $PM_{2.5}$ 的年均浓度应不超过 5 微克/立方米，或者日均浓度不超过 15 微克/立方米（每年不超过 3~4 天）。——编者注

著的实质性危害。健康的志愿者和病情稳定的肺病/心脏病患者在不同时间段被随机分配到著名购物区牛津街和绿树成荫的海德公园，行走速度由自己决定。[8]他们携带了设备，用于测量空气污染和噪声水平，以及通过传感器收集到的沿路其他信息。所有在公园里散步的人，肺活量都增加了，血管健康指标也提升了；即使是这样温和的运动，带来的益处也持续了一天以上。但是，当他们在牛津街行走时，使用柴油机的出租车和公共汽车川流不息，效果完全不同。在这里行走没有产生任何健康益处，那些健康的志愿者甚至出现了明显的血管损伤迹象。（在实验室里用柴油废气进行测试时，骑行者的肺功能也产生了令人不安的变化，这表明在繁忙的道路上骑行可能会抵消运动带来的一些健康益处。）两次步行环境的$PM_{2.5}$指标差异并不大：海德公园的平均水平略低于10微克/立方米，而牛津街则略高于20微克/立方米，这对健康产生的影响对比却如此惊人。

一个好消息是，心脏病患组中服用他汀类药物和降压药的人，面对污染带来的伤害时，相对而言会受到一些保护。这提供了一个线索，即污染物正在推动疾病进展。我们知道像二氧化氮这样的气体可以进入身体，但现在科学家发现，就连$PM_{2.5}$也可以通过肺部，到达心脏和大脑等组织。这些气体和颗粒都有一系列的有害影响，点燃了炎症的火焰，并危险地增加了患糖尿病的概率。

步行研究还表明，噪声水平是有害环境中的另一个影响因素。无论是健康志愿者，还是心脏病患组，都显示了与牛津街噪声水平有关的血管健康指标的下降。众所周知，对于那些生活在繁忙的飞行航线下的人，飞机噪声会使他们的血压升高，而睡眠障碍是其中一个关键因素。来自环境的伤害远不止空气污染，城市设计本身也会对居民的健康造成伤害：它把主要道路引向学校等易受害地区，也减少了用于休闲的绿色空间；不鼓励步行，使人们被迫依赖汽车作为交通工具。

对于这些令人担忧的统计数据，我们能做什么？就个人而言，我们可以避免长时间待在污染地区（有一些应用程序可以追踪道路传感器信息），并购买空调和空气过滤器以供家用。但我们需要共同努力，不仅改变个人选择，还要影响公共政策。在许多方面，健康议程与应对气候变化的议程是一致的：在全球范围内减少化石燃料和其他温室气体的排放，减少对驾车出行的依赖，以及改善城市和农村环境。创新的大规模公共卫生政策，比如之前的禁烟令和急诊绿色通道，再次成为维护心脏健康的关键。

自然生活——野外的人类

在我最新的实验室里，我们在楼层中间准备了一间公寓，配备了床、沙发、电视、厨房和卫生间。遗憾的是，这并不是让疲惫的科学家休息用的，而是为了研究人们如何与家中的远程监控和护理新技术设备互动。有了它们，我们可以大大扩展弗雷明汉的研究模式，在那里海量信息都来自生活在自己所居住城镇的普通人。新的技术还将使患者摆脱频繁入院或预约这些烦人的事务，以及随之而来的舟车劳顿和不适。在新的后新冠疫情时代，这些技术正在发挥作用，因为控制病毒的迫切需求加速了这些技术的发展。

现在，许多人习惯于使用智能手机和智能手表，它们可以追踪我们的步数、爬过的楼梯台阶数、心率，甚至可以绘出我们的心电图。我们喜欢通过了解自己每天的成就，得到积极反馈，这种激励甚至会成为一种痴迷。科学家在开发算法方面迅速取得了进展，例如，可以使用算法来解释心电图，并在检测到危险的心律失常时发出警报。与此同时，技术专家正在开发干扰性更小、更便于使用的硬件，以便在收集信息的同时提升用户体验。这类设备包括通过感知血流变化来测量心率的耳机，以及通过监测皮肤表面的电变化绘制心电图的设备。[9]可穿戴设备可以记录健康相关的重要预测因素，如使用者走路的速度或从坐姿起身，利用的是智能手机中测量步数的那种加速度计。耳内传感器也可以扩展出更多用途，依据耳道的紊乱气流测量呼吸，这将取代目前用于院外监测的笨重的限制性胸带。大脑的活动通常由专家在专业实验室里用高度侵入性的电极网连接到头骨下进行数据采集，就连这种体征也有可能通过耳外附加设备进行感应。设备越是隐蔽和不显眼，使用时对正常活动的干扰就越小。

当然也存在挑战。如果你的设备放在耳朵里，那么当你说话或吃饭时，噪声会干扰信号。即使是这种多余的"噪声"也可以被利用。科学家正在利用这些咀嚼和吞咽时发出的噪声模式来了解你正在吃什么样的食物（众所周知，很难从自我报告中获得这些信息），或者你是不是在服药。当你说话时，你声音中的高音和低音的模式，即便是在剥离了所讲的话语的含义后，也可以提供关于你的宝贵信息。音调、颤抖、能量、速率，以及停顿的长短和数量，可以揭示你每时每刻所感受到的压力水平。[10]研究人员认为，利用对话中的这些频率变化，甚至可以通过耳部传感器或电话交谈来远程测量你的血压。

在房间或建筑物的墙壁上放置设备，在没有身体接触的情况下测量我们的生理过程，现在也已经成为常规操作。我们已经见识过，在机场到达大厅穿行的乘客接受这种方式的体温扫描，因为像新冠病毒感染这样的突发新流行病疫情使我们迫切需要识别进入国境的感染者。这种体温模式的微小波动也可以用来检测心率——此时在机场识别感染的乘客，彼时在居家环境中检测心脏病患者的心律失常。[11]结合了雷达和射频波的新传感器，让我们可以用客厅角落的监视器来测量血压。

想象一下，所有这些新的传感器如果能安装在患有心脏病的老父亲的房子里，就可以看到他什么时候醒来，他是否挣扎着要下床——我们还可以通过语音或视频通话向他问安。我们可以实时地对他的体温、心率和血压进行全面检查。一旦他的心脏显示出心律失常，或者传感器显示他跌倒了，家人和专职护士都会立即得到提醒。也许你可以看看他是否吃过饭或喝过酒，是否正在服药。你可以给智能冰箱囤货或订购相应的处方。医院共享了日常生活记录，并实时了解他的身体健康、情绪、活动和一般生活质量。他拥有宝贵的独立生活，但被无形的手无微不至地照顾着。

然而请你想一下，即使是这样的单身生活，也会产生大量的数据；在 10 年里，每分钟会产生数千个数据点。在弗雷明汉心脏研究中，有大约 5 000 名患者，每个人可能会每年接受 30 次测量，持续 40 年。在英国生物样本库，除了 50 万名受试者的详细生化和影像数据（例如，10 万次心脏扫描结果），还有他们的全基因组分析数据。如果每个人的 32 亿个碱基对的信息转换成一本书里的字母，数量就将达到有史以来字数最多的长篇小说的 500 倍以上。大多数人每天有意无意地通过他们的智能手机和社交媒体，传递潜在的有用健康数据。你在哪儿走路、走多长时间、走多快、在什么环境里行走，都可以与城市污染和犯罪地图联系起来，与当地的疾病发病率联系起来。你买什么东西吃可以被记录下来，从而推断出是什么促使你购买健康的（或不那么健康的）食物。你的社会联结程度作为一个强有力的心理健康指标，也可以被轻易地计算并得出一个分数。就了解并最终影响与健康有关的行为而言，潜力仍然是巨大的。

深度数据——细胞里的宇宙

当研究人群的科学家一直在进行广泛的研究时，实验室里的科学家一直在进行深入的研究，这引发了关于理解身体的另一场革命。我刚开始实验室工作时，我们所做的所有生物学研究采用的都是"假设驱动型研究"方法，也就是说，你先有一个念头，想到一个可能涉及心力衰竭的分子，然后通过一系列专门研究该分子的试验来测试这个想法。你可能使用药物来刺激/阻断该分子，也可能通过操纵基因来升高/降低它在细胞中或小鼠体内的水平。你可以（用基因编辑技术）切割基因，或者阻止它工作以避免产生其最终产物——蛋白质。当我们接近最终目标时，这些详尽的试验还是非常重要的；但大数据所做的工作是，在一开始就极大地扩增了可能的候选分子的数量，也就是"假设提出型研究"。

如今，我们不只看一个分子如何变化，也从整体上看所有的分子是如何同时变化的。我们以前透过窗户看外面是否在下雨，现在变成了绘制全球天气模式图。我们可以看到佛罗里达的飓风如何引发了法国的风暴。同样，我们可以看到一种激素如何与细胞外部的受体分子结合，导致成千上万个蛋白质分子发生一连串始料不及的变化。整个器官或生物体通过同时激活或抑制多种分子途径，就能迅速适应任何刺激。如果一次只测量一种蛋白质的变化，就永远无法解释生物反应的复杂性。现在，我们以"系统"的方式来思考生物学。我们不再描述对一种蛋白质的影响，而是讨论具有整体影响的分子集合——这种影响包括细胞分裂、生长和死亡。生物学家依靠先进的数学和统计学工具来分析海量数据，这已经成为一门科学，被称为生物信息学。我们设计了一些方法来探究这些数据，不受先前知识的偏见影响，而让意义不受监督地从分析中集群出现。这已经带来了关于疾病的惊人的新见解。

人类心脏的左心室有 50 亿个细胞：心肌细胞构成了该组织的绝大部分，尽管它们的数量只约占 1/2。当我们观察整颗心脏时，我们看到的是许多细胞活动的"交响曲"：不仅是心肌细胞，还有血管细胞（内皮细胞、平滑肌细胞、周细胞）和支持细胞（比如成纤维细胞和定居巨噬细胞）。当我们继续放大视野时，我们可以把心脏看成一个城市，坚固矗立的办公楼是心肌细胞，动脉和静脉是办公楼之间的高速公路。这些楼宇不能单独生存，而是需要商店、餐厅、警察局和城市附属的所有服务来维持。同样，心肌细胞需要它们的附属细胞来支持、维护和修复。

位置意味着一切。在心脏里，有些地方有着非常个性化的需求和特征。微小的毛细血管的内壁就与主动脉（把血液从心脏输送到体内的大血管）的血管内壁不一样。沟通是关键，人流和建筑物之间的交通，以及电子世界无形的通信链路，都与细胞之间不断流转的众多信息相类似。

当危险来袭时，这种沟通和协调可以使一座城市作为一个整体来应对事件。遭遇疫情或恐怖袭击时，系统将从众多个体的普通日常活动转换为同步反应——封锁或大规模疏散。当我们分析一个组织内许多单个细胞的所有基因对应终产物时，我们看到它们往往只是在各司其职。每个细胞可能正在制造相同的蛋白质，但效率不同：有些非常活跃，有些几乎处于休眠状态。随着时间推移，每个细胞都会经历一个从低速到高速制造蛋白质的周期，周而复始。但当威胁出现、需要这种蛋白质时，每个细胞都会在瞬间将生产速率提升到最大。它们已经很活跃了，可以快速启动，这样的系统比每个细胞从头开始要有效得多。

了解单个细胞之间的这种差异是如此重要，以至于像美国的布罗德研究所和英国的桑格研究所这样的机构已经创建了一个令人兴奋的国际项目，称之为"人类细胞图谱"。[12]这是生物学上的新"登月计划"，因为它不仅旨在分析每个细胞在做什么，还分析该细胞在一个器官中的确切定位。但是，当我们把身体中的细胞数量与每个细胞中活跃的基因数量相乘时，我们意识到这种活动每秒钟都在变化，需要借助想象力去努力理解我们如何能够实现这种复杂性。用 J. B. S. 霍尔丹的话说，宇宙不仅比我们想象的复杂，更比我们能想到的复杂。

因此，我们有了广泛又深入的数据，随着我们开发新的技术，两者都在成倍地增长。在健康数据的增长图表（图 4-2）中，我们可以看到，医疗保健数据在短短的几年内就有了巨大的

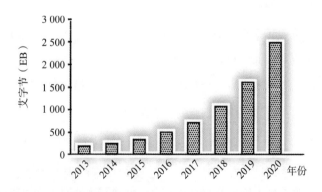

图 4-2　2013—2020 年医疗保健数据的增长（1 艾字节大约相当于传输 10 亿部电影的流量）

增长。然而，分析这些数据的科学家数量没有增长多少。我们当然需要一些帮助！

数据洪水和人工智能

我们的大脑真正擅长的一件事是识别模式。每一个文明都用天空的星座来印证他们的神话，在各种各样的岩石和云朵中想象出人脸。我们不必为自己太过骄傲，蜜蜂和鸽子可能比人类更善于通过记住地标进行导航。这是生物大脑演化的一个关键方面。就我们所做的每一个临床诊断而言，我们从每名患者身上获取多张复杂的图像和多份检测结果，因此识别模式的能力是医疗保健数据所面临的挑战中一个巨大的部分。我们的迫切目标是教电脑接管这些任务——利用人工智能的力量。

病理学家是通过观察显微镜下的切片来观察心肌病特征的人，放射科医生则是通过观察心脏扫描图像来找出瘢痕标志的人，他们都是模式大师。多年的经验使他们对有问题的细胞或异常的心脏活动有一种几乎超自然的直觉。现在，他们需要找到一种方法，将这项任务交给电脑。从人类知识到人工智能对扫描图像的阅读，入口是受监督的机器学习。首先，必须借助多位专家看过的数以千计的扫描图像实例，来建立"地面实况"或公认的现实世界的结果。专家们必须达成共识、确定如何在扫描图像上画出一条最合适的线，以测量心内壁复杂的群岛般结构；或者共同商定，测出瓣膜的何种微弱畸形预示了它开始向心力衰竭的深渊滑落。然后，他们必须把这个智慧结晶的数据库交给机器。

人工神经网络模拟了大脑中神经元的作用，是具有互联节点的计算系统，使用算法来识别大型数据集里的隐藏模式。电脑的复杂网络从人类对扫描结果的分析中吸收了大量的知识，然后开始尝试重现结果。在每一轮中，电脑网络都会评估自己的表现。它计算自己所遗漏的疾病特征（假阴性）和被它误认为疾病的正常特征（假阳性）的数量，并给自己一个准确率评分。每次用训练数据集学习一个周期后，机器学习代码的输出结果要与"地面实况"进行统计学比较。程序带着这些信息再次循环，并加以改进。电脑代码中的算法使其有能力自动学习，并根据经验进行调整，而无须明确编程。当准确率达到80%或以上时，机器学习算法就近似有用，接近专家操作者。

癌症领域在这方面取得了最大的成功，所开发的人工智能程序在通过乳房X射线检查图像发现乳腺癌方面比放射科专家做得更好。心脏病学领域也取得了进展：一种机器学习算法通过用9万张由专家标记的心脏扫描图像进行训练，现在能够处理新的图像，其性能达到了人类观察员的平均水平。[13] 其优势是：算法可以在3秒钟内完成工作，专家则需要耗费数分钟；机器还可以全天候无休工作而不会疲倦或分心。我们还可以使用机器学习来估计通过一条部分堵塞的血管的最大血流量，这对预测该堵塞是否可能导致患者出现心绞痛很重要。但与静态的乳房X射线检查相比，心脏的运动又增加了一层复杂性。

动态的核磁共振，即所谓的心脏磁共振电影成像（cine-MRI），记录了大量的隐藏信息，但我们通常只从中获取少量关于尺寸和形状的测量数据。因此，我们期待人工智能研究员帮我们检测出人类无法看到的模式，提出隐藏在这堆数据中的新假说。在这里，我们转向更接近于真正的人工智能的东西——深度学习，使用一层又一层的计算网络，摆脱对受监督学习的训练数据集的需求。受大脑结构启发，这些"神经网络"可以在无监督的情况下工作，检测出它们自己的模式并将其呈现给我们。当科学家教电脑玩古老又复杂的围棋游戏时，由于可能的落子方法数量超过了已知宇宙中的原子，他们首先用已经下过的数百局棋进行受监督训练。这取得了一定程度的成功，最终有一台电脑打败了人类棋手。但在另一个程序中，科学家只是把游戏规则教给电脑，让电脑在无监督的情况下自行对弈。很快，它就想出了没人见过的着数（也没有明确的逻辑）；尽管如此，这个程序还是能够一次又一次地击败人类玩家。

研究人员设置了他们的无监督神经网络，来解决一个令他们困惑的问题。他们已经知道，在大量扩张型心肌病患者身上发现的心脏蛋白质（肌连蛋白）的广泛突变，也存在于相当数量的看起来健康的志愿者体内。利用通常的成像测试，无法在这些人身上发现任何扩张型心肌病的迹象，因此该程序被设定为察看是否能在他们的心脏中发现任何不同之处。该程序能够自行发现，看起来健康的肌连蛋白突变携带者的心脏边界有细微的隆起，这可能是破坏性左心室重塑的前兆。[14]

在另一项研究中，人工智能甚至能够帮助预测死亡。肺动脉高压是一种严重的、危及生命的疾病，患者的右半边心脏因肺部血流受阻而压力负荷过大。人工智能可以从256名患者的心脏扫描图像中提取信号，这些信号可以比普通影像或功能性临床标志物更准确地预测他们在一年内死亡的可能性。[15]

这些都只是早期研究，但它们开始显示出人工智能方法的威力，就像给研究人员提供了一双拥有超能力的新眼睛，可以用来观察心脏运动的复杂性。但是，与许多人工智能一样，情况也有不好的一面。随着数据在我们使用移动设备的过程中被分发，隐私正从一个抽象概念变得越来越普及。由于健康数据的敏感性，我们在保护其匿名性方面付出了巨大的努力，但我们可能无法阻挡潮流。你的智能手机不需要被告知，很快就能推断出你的日常行程是往来于工作地点和家之间：这两项信息将立即使你被高度准确地识别。此外，我们必须小心，不要用我们自己的偏见来污染人工智能，要避免输入的数据令程序重现我们的偏见。亚马逊公司发现，其用于对工作申请进行分类的人工智能系统经常拒绝女性申请。[16]因为它接受训练的历史记录中缺少女性的数据，所以程序视这一点为规则，并将其发扬光大（事实上，随着时间推移，该规则还得到了更有力的强化）。健康数据的训练数据集必须在性别、年龄、种族和其他重要特征方面达到平衡。

即使人工智能从数据中提取出我们不曾预料到的模式，这种不可思议的力量也有其负面影响。如果我们不知道结果是如何得出的，我们怎么能理解程序在找什么？我们怎么能确定不存在错误或偏见呢？当阿尔法狗或心脏人工智能程序给了我们一个意想不到的新结果时，我们需要回溯是什么导致它得出这个结论。正如道格拉斯·亚当斯的《银河系搭车客指南》中所说，我们不会满足于知道"生命、宇宙和万物的终极问题的答案"是42——我们需要知道问题是什么。

塑料心

心脏是一个复原力特别强的器官。你要考虑到它所遭受的伤害之多，包括自古就有的旧伤害和人类刚刚发明的新伤害；神奇的是，它依然会尽力前行直至力竭。现在，有很多人活到老年还是健健康康的，修补有问题的瓣膜或植入起搏器的手术可以在90岁以上的老人身上进行。药物试验证实，服用他汀类药物能不断改善75岁及以上的人的心脏健康。[1] 如果你考虑到心脏通过产生新的肌肉细胞进行自我再生的能力之有限，这种复原力就更加令人印象深刻了。仅仅几年前，我们曾认为心脏根本就没有再生能力。倒是一次怪异的污染事故给了我们一个明确的答案，使我们能够对心脏进行碳定年。

碳定年法通常在考古学中用到，你可能听说过它与化石、恐龙或文物有关。这种方法测量的是树木或动物体内放射性碳元素（碳–14）的量。我们身体里（以及树木和动物体内）的大部分碳都是碳–12，就是说它的原子核里的质子和中子共计12个。

我们会不断吸入微量的碳–14，这是由宇宙射线撞击大气中的碳–12，从而使额外的不稳定中子增加而产生的。当一个生物体死亡时，体内碳–14的数量会随着时间推移而减少，并且不会被取代。因此，碳–12和碳–14的比例会告诉我们，该生物体最后一次吸入碳–14是在多久以前，也就是何时死亡。这是一个非常小的变化，用来测量数百年或者数千年的时间效果最好。

然而，有一个独特的自然试验：20世纪五六十年代的地面核弹试验突然在大气中产生了一个放射性碳峰值，这也被当时存活的人的身体细胞纳入了。然后，有人意识到这样不受欢迎（这是客气的说法），在地下进行试验可能好一些。此后，大气中的碳–14水平开始随着时间推移而下降。生活在这一时期的人，出生后体内产生的细胞，其细胞核中的碳–14含量比出生时携带的细胞中低。这些人去世后，科学家可以测量他们体内所有细胞中的碳–14含量，看看哪些细胞是出生时就有的，哪些细胞是最近产生的。[2]

令人惊讶的是，在一个约75岁的人的心脏里，大约有1/2的心肌细胞已经存在了一辈子。每个单独的心肌细胞，长度不到0.1毫米，已经连续跳动了75年，经历了超过20亿个收缩—舒张周期。这完美到几乎令人难以置信的程度。然而，也有少量心肌细胞再生：年轻人每年大约更新1%的心肌细胞，而75岁的老人心肌细胞更新量则下降到年轻人数值的1/2。这可能仅够弥补你由于日常损伤、生活中的焦虑和努力、饥饿和自然伤害而造成的损失。但对严重的心脏病患者来说，这远远不够——身体的防御系统已经完全被心脏病发作引起的大规模破坏所吞没。

脑科学家在了解中枢神经系统的神经元是否再生时，也走过了同样的旅程。同样，该领域在几个想法之间来来回回：完全否认出生后还会出现任何新的神经元，认为可能有少数新生神经元出现或者局部出现，以及认为只有在受伤后才会出现新生神经元。

同样，在核弹试验之后，是碳定年法帮助人们成功地确定了显示新细胞痕迹的最微小信号。[3]但很明显，大脑具有很强的适应性，这是我们的整个演化过程取得成功和文明繁荣的基础。然而，这种适应性并非来自新生长的神经元，而是得益于神经元连接（突触）的不断形成和断裂所带来的惊人的可塑性。我们可以在很短的时间里立即适应新的经验，比如拿起一件陌生的工具；也可以在几个月或几年内以缓慢的速度适应，比如学习一种新的语言。当大脑的一个区域受伤时，我们可以给其他部分重新赋能：即使到了老年，发生脑卒中之后，也依然能实现惊人的奇迹般康复。这就是神经可塑性，是大脑功能可塑性的驱动力。

可塑性也是心脏适应能力的核心。尽管心脏不能再生，但当身体的需求发生变化时，它的尺寸可以在相对较短的时间内（几天或几周内）发生巨大变化。怀孕期间，心脏的体积可以增加一倍；如果从心脏输出血液的主动脉变窄，心脏壁可以增厚50%。精英运动员的心脏壁可能比正常人厚20%~30%，而不会有任何疾病的迹象。心脏壁受损后会变薄并膨出，通过像这样极大程度地扩大其体积，将微弱的心跳放大。

有一个人为试验，显示了器官的极端可塑性，那就是"拥有两颗心脏之人"的手术，即异位移植。在早期进行心脏移植的时候，供体和受体的匹配度并不总是很好。当一个体形较大的捐赠者只有一颗较小的心脏可用时，外科医生会在不切除第一颗心脏的情况下，将第二颗心脏植入。通常情况下，他们会把它放在胃部区域主动脉的某个位置。有很多关于医科学生被捉弄的故事，讲的是要求他们找到心跳，却不告诉他们有两颗心脏。第二颗心脏也会影响血流，但如果没有第一颗心脏的刺激，它们的体积就会缩小。[4] 当第二颗心脏不再正常工作时，它可以在5~10天内萎缩，缩小约30%~40%。部分人工心脏辅助装置接管了部分血流，也具有同样的效果，会使心脏迅速缩小。[5]

运动员有什么不一样？

当需求增加时，相应的效果就会出现，心脏做出的反应是增加肌肉层。这貌似是一个简单的想法，就像你举重可以锻炼手臂一样。这种需求可能来自运动，在我们过去的演化过程中，这是心脏感受到压力的主要方式——奔波数千米猎取猎物，带着孩子长途跋涉，为自己所在的庞大部落收集足够的植物和水果。锻炼对我们的心脏健康来说至关重要，心肌做出的反应让它能很好地适应正常强度甚至剧烈的活动。

建立心脏的肌肉层不是通过增加心肌细胞的数量，而是通过改变其形状实现的。这些单个的细胞可以增加或减少它们的宽度，以应对它们感受到的机械压力。当它们努力工作时，细胞变得肥大；当负荷减少时，细胞萎缩（图5-1）。

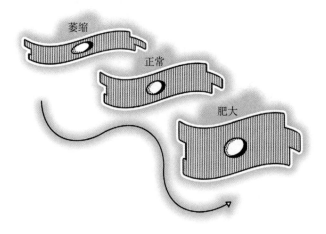

图5-1　工作负荷从低到高，心肌细胞大小随之改变，从萎缩到肥大

为了完成它们需要做的工作，心肌细胞内有两种纤维：肌球蛋白和肌动蛋白。肌球蛋白和肌动蛋白相对于彼此滑动，或者更准确地说，肌球蛋白的头部与肌动蛋白相连又松开，如此往复，肌球蛋白从肌动蛋白上爬过。由于肌球蛋白和肌动蛋白都附着在细胞的两端，这种运动将两端拉在一起，让细胞收缩。正是单个心肌细胞的缩短为心脏的收缩提供了动力。当心肌细胞长时间（几天或几周）感受到持续的高负荷时，它们会增加肌球蛋白和肌动蛋白分子的数量，变得更长或更厚（肥大）。这也导致心脏壁增大，并增加了每次心脏搏动时喷射的血液量（图5-2）。

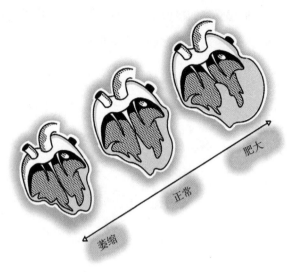

图 5-2　左心室从萎缩（低工作负荷）到肥大（高工作负荷）的变化

极限运动员——好过头了？

毫无疑问，锻炼对你有好处。但人类总是把事情做到极致，使锻炼效果变得糟糕。耐力型运动员与众不同，会表现出惊人的力量和耐力。在我撰写本书期间，有一项纪录是连续 59 天跑马拉松，但毫无疑问，此后这个纪录就被打破了。有趣的是，耐力自行车运动是对你的心脏来说最艰巨的运动之一，可能是因为大腿的大块肌肉需要稳定的最大血流量，而手臂和上身的紧张工作则需要间歇性高峰。在环法自行车赛的快速爬坡过程中，最高血压达到 200 毫米汞柱是很常见的事。自行车运动员必须长时间保持这种状态，最长可达 5 个小时；相比之下，完成一场马拉松比赛只需 2~3 个小时。

总的来说，耐力自行车运动员的总体健康状况良好，死亡率降低 41%，寿命延长 17%。[6] 但有相当一部分人的心脏确实出现了异常，患病概率比一般人群的高出大约 50%。这种心脏异常包括广泛的心律失常，其中就有心房颤动。增厚（或肥大）的心脏壁更容易导致心律异常。在一项研究中，研究者对 46 名心脏异常的运动员（其中 37 名为自行车运动员）进行了 5 年的随访，其中 18 人出现了严重的心脏事件。其中 9 人（均为自行车运动员）在 2 年内死亡。我们必须永远记住，演化过程平衡了过度刺激心脏所增加的风险和在危险时即刻生存的益处。极限运动在紧急情况下可以挽救生命，但作为现代生活方式的选择之一则存在风险。

艰难的斗争

避免极限运动的建议容易被采纳。但是，我们每天也会不知不觉地给心脏带来危险的负担。高血压意味着你的心脏每次搏动时都必须承受更高的负荷。也许你已经在临床医生那里看到了血压计读数，并熟知"120/80 毫米汞柱"这个理想值。血压读数中那个较高的数字是心脏搏动高峰时（收缩期）的血流压力。它的测量单位是毫米汞柱，这是旧式血压计中水银柱的高度，表示需要产生这么大的压力使袖带充气并切断流向手臂的血液。收缩压过高会产生即刻的危险，因为它可能引发诸如脑出血或脑卒中此类问题，而且从长远来看会导致心脏和肾脏的疾病。静息血压超过 180 毫米汞柱是触发紧急入院的诱因。

"120/80 毫米汞柱"中较低的数字是心脏舒张时（舒张期）的血流压力。舒张压的变化通常不那么夸张，但很重要。这是心脏每天必须对抗的压力，日复一日，每天 10 万次。即使舒张压只是从 80 毫米汞柱上升到 90 毫米汞柱，也会使你的心脏承受越来越大的压力。同样，你的心肌会膨胀和变厚，以适应这种情况。然而，这不同于间歇性锻炼带来的良性强化，也不是生理性肥大，而是一种完全不同的、危险的适应——病理性肥大。这时，身体再次陷入引发心力衰竭的螺旋式破坏，激素和神经递质被身体错误地激活，以对抗早期演化过程中感知到的威胁。事实上，仅仅是未经治疗的高血压这一个因素就可能导致心力衰竭，而且治疗高血压的药物库与治疗心力衰竭的药物库有很大重叠。在英国，有 1 500 万高血压患者；在美国则有 1.08 亿，可能占了 50 岁以上人口数量的 1/2。[7] 许多人可能没有得到治疗或没有得到充分治疗。在这种情况下，高血压通常被定义为血压超过 140/90 毫米汞柱，但阈值正在向着 130/80 毫米汞柱调整。[8] 大约 1/2 的心脏病发作和脑卒中都与这种疾病有关。

生活方式的改变可以在一定程度上保护我们：减少食物中的盐分，降低酒精摄入量，健康饮食，减肥，以及避免压力。最重要的是，不要变老！然而，除非我们所有人都听取好的建议并回到祖先的生活方式，否则起不到作用——发达国家普通工人的生活习惯是与良好的意图背道而驰的。对高血压患者进行药物治疗肯定有必要。许多人无法仅使用一种降压药进行治疗，可能需要联用2~4种降压药才行。即便如此，顽固性高血压的病例也在增加，而且手术方案尚处于研究之中。非洲人后裔特别容易受到影响，可能需要使用更多不同种类的降压药。[9]仅在美国，每年就有几千亿美元花费在这些药物上，而且金额将随着人口老龄化而上升。显然，这是一个我们还没有解决的挑战。我们需要借助一些新科学来更深入地思考，弄清楚不断增加的工作量对我们的心脏产生了怎样的长期隐性损害。

疾病的模式

为什么通过间歇性锻炼增加心脏的工作量对心脏有好处，而通过轻微的舒张压升高做同样的事情就有坏处？病理性肥大的心脏从外观上看与生理性肥大的相似，那么为什么从长远来看，病理性肥大要糟糕得多？为了研究这个问题，科学家首先运用"分子生物学"方法，在我们的实验室模型中操纵单个基因和蛋白质分子。这就是我们发现血管紧张素转化酶抑制剂的过程，现在它们成了治疗心力衰竭和高血压的最常用药物。但是，当基因检测技术变得足够成本低廉时，研究人员可以改用"系统"方法。当我们给模型施压令其变得肥大时，我们得以了解心脏中所有蛋白质的所有基因信息如何同时发生变化。我们可以看到一连串的影响从最初增加的工作量辐射出来，并上调或下调数以千计的基因，其模式在数小时至数周内不断发展。

当我们对病理性肥大的心脏进行这项研究时，我们可以看到，出现了与生理性肥大完全不同的基因变化模式。令人惊讶的是，心脏似乎会随着时间推移而退化，回到它在子宫里最早的起始状态。心脏成年化之后，一些蛋白质会巧妙地改变它们的结构，以发挥不同的作用。例如，肌肉纤维的肌球蛋白能够更迅速地工作，以提供人类心脏的成熟功能。[10] 我们可以看到这些基因和蛋白质的变化在病理性肥大的心脏中出现逆转，肌肉基本上恢复"出厂设置"。我们认为这是一种保护机制，因为身体感觉到增厚的肌肉中工作负荷和氧气供应之间的不匹配。它正恢复到胚胎中的模式，也就是在子宫内缺氧的条件下生存所必不可少的模式。心肌变得更有效率，以节约氧气的使用，但这是通过减缓其收缩速度和舒张速度来实现的（后者是关键）。再说一次，心脏舒张不良是疾病的罪魁祸首。

举全村之力

高血压的故事给我们上了非常有价值的一课：心肌和血管紧密相连，共同组成一个系统，离开哪一个都无法适应。不仅如此，心肌细胞远不是心脏壁的唯一参与者：它在体积构成上贡献最大，在类型构成上却远不如其他（较小的）细胞。除了构成血管的细胞，还有免疫细胞和结构性细胞（比如支撑它们的成纤维细胞）。这是一个细胞村庄，在这里不断地发生着信息交换。当我们通过延时摄影机拍摄培养皿中的细胞时，我们可以看到微小的触角伸出来，像腿一样让细胞移动，或者像手指一样探查附近的其他细胞。我有一个很棒的视频，显示了两个不同的成纤维细胞（支架细胞）第一次与心肌细胞相遇。成纤维细胞 1 非常好奇，它冲进镜头视野，遇到了心肌细胞；后者没有移动，只是在那里安静地搏动。成纤维细胞 1 伸出触角去触摸心肌细胞的表面，甚至似乎咬掉了一些东西。它似乎高兴地抚摸着整个心肌细胞的表面，然后慢慢离开。在一个相邻的培养皿里，成纤维细胞 2 并不那么令人印象深刻。它几乎没有接触到心肌细胞，就匆匆忙忙地后退，蜷缩起来，一阵涟漪在它的表面荡开。它以极快的速度离开，仿佛在逃离一个危险的敌人。这两个成纤维细胞都通过其两层外膜之间的物理接触，感知到了一些关于各自遇到的心肌细胞的情况。难道成纤维细胞 1 遇到的是健康的心肌细胞，而成纤维细胞 2 发现的是有缺陷的心肌细胞？或者，也许成纤维细胞 2 只是度过了糟糕的一天。目前，我们还没有开始解读这些信息。

就算不接触，细胞和器官也可以不断地相互传递信息。这种信息传递不仅发生在隔壁邻居之间，也涉及那些在身体这片"大陆"上相隔甚远的邻居。多年来我们已经知道，激素会从一个器官被释放出来影响其他器官。例如，血管紧张素 II 从肺部释放出来，控制肾脏的水平衡，这就是内分泌系统的作用机制。最近，我们对旁分泌系统有了更多的了解，发现单个细胞可以通过释放类似的激素因子来相互联系，就像一个局域性的闲聊网络。现在我们意识到，这些信息可以通过信息包的方式发送出去，而不是单一因子发挥作用。如果我们看一下细胞的表面，就可以看到细胞膜上的小芽被充满活力地释放出来，像气泡一样漂浮在周围的液体中。这些气泡内有由许多蛋白质和微RNA（小分子核糖核酸）组成的包裹，向每个包裹的幸运接收者提供微妙又复杂的指令程序组。较小的包裹被称为胞外体，在细胞内组装好以后突然释放；而较大的包裹被称为脂微泡，直接从细胞外膜上萌芽（图5–3）。[11] 当这些包裹到达目的地时，它们可能被吞入接收细胞（胞吞作用），或与外部的受体相结合。[12]

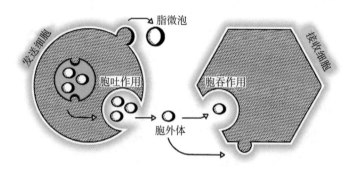

图5–3　细胞之间通过输出脂微泡或胞外体中的细胞内容物进行交流。接收细胞可以通过直接将胞外体、脂微泡融入外膜，或者通过胞吞作用（吞噬它）来导入信息

　　我们对这个过程有了一些了解，但仍然有许多未解之谜。我们知道，信使分子可以对它们遇到的细胞产生多种影响，进行刺激或抑制，保护或杀死细胞。在实验室试验中，胞外体对心脏的有益影响已被多次证明。我们知道，疾病会改变包裹的内容——来自心脏周围液体的胞外体通常是有益的，但一些来自心

脏病患者的胞外体会主动伤害心脏组织。[13] 我们不知道这些胞外体或脂微泡的意图。包裹内容有多特别，是为不同情况和不同目的地量身定做的吗？它们是否只针对一种类型的接收细胞，拥有一个精确的地址标签？还是说，它们会给所有细胞发送一个通用信号？即使还没得到所有这些问题的答案，一些科学家也在思考如何巧妙地利用这些胞外体，来运送我们可能想要送入心肌细胞的"货物"（治疗药物）。[14]

具有可塑性的机制可能以天和小时为尺度，快速运行。不同基因的部署受其携带的信息被编译成新蛋白质的速度控制，这在受到新刺激后几分钟内就开始了。蛋白质水平会立即开始改变，并且可以在几个小时内测量到显著变化，但改变心脏的结构需要更长的时间，比如几天。蛋白质的功能也可以通过添加化学基团（如磷酸盐）更迅速地增强或减弱，以增加灵活性。然而，有些反应需要以更快的速度做出。在演化进程中，生存下去的关键取决于你的心脏能以多快的速度响应对生命的直接威胁。为此，你需要有一个完整独立的神经系统，将反应的时间缩短到几分钟、几秒钟、几毫秒，并且不需要你用意识控制就能运行。

响应的心——动感的感动

心脏的搏动是我们日常生活的节奏。每一次，当我们在床上醒来，或者抱起熟睡的孩子，或追赶公交车时，心脏都在不断调整以满足我们的需求。一秒又一秒，一分又一分，我们的心脏调整着它的搏动速度和力量，以配合血液流向肌肉、皮肤和大脑的活动。心脏对我们的情绪做出反应，但出乎意料的是，我们刚刚发现，它也在创造情绪。控制这种情况的机制古老得令人难以置信，经历了数百万年演化的磨炼后变得非常精准，对我们个体和物种的生存来说都至关重要。它们如此重要，以至于独立于你的意志，不受监督，因此它们日夜无声运作。

你的秘密控制网络

你没了心脏不能活，但你的心脏离开你还能活。最令人不安的景象之一：在手术室里，一颗完全离开人体的人类心脏独自缓慢搏动。当我看到这一幕的时候，外科医生正把一颗新的捐赠心脏移植到心力衰竭晚期的患者身上。通常，我在那里等着他们从那颗病入膏肓、要被丢弃的心脏上切下一片标本，交给我做试验。那颗心脏被摘除时明显还活着，这有力地表明它可以在没有意识控制的情况下搏动——这很幸运，否则我们永远别想睡了。因此，我们不需要在精神上努力来驱动每一次搏动，但我们确实需要一种方法来微调心脏的输出，以适应或紧急或休息时的不同情况。

在体内，心率和收缩力由自主神经系统[①]控制到非常精细的程度。许多其他过程也受自主神经系统控制，比如血流、消化和呼吸，它们也不需要我们有意识地干预就能完美进行。自主神经系统中有两张相互独立的神经网络——交感神经系统和副交感神经系统，这一对系统分别为心脏提供了加速器和制动器。

交感神经系统是加速器，让我们准备行动，带我们离开危险。我们从它的名字"sympathetic nervous system"能联想到"sympathy"（同情），暗示它与我们的情绪密切相关。这是典型的或战或逃反应，在剑齿虎时代和我们一起演化而来，肾上腺素（及其近亲去甲肾上腺素）是其中的关键。为冲突做准备时，肾上腺素和去甲肾上腺素被释放，皮肤和肠道的血液被抽走，注入腿部的骨骼肌，为快速行动做准备。午餐的消化可以等一等，以确保你不会成为其他东西的午餐而了结一生！你的脸色因为皮肤

---

① 自主神经系统：既往称为植物神经系统或内脏神经系统。——译者注

失血而发白，你会因为肌肉紧张而忐忑不安。你的心脏泵血过程更用力、更快，而在更短的时间内，心脏的每次搏动都会完全收缩或舒张。这是为了让心脏在舒张阶段有尽可能多的时间来填充血液。否则，心脏的输出量将无法跟上更快的心率。

副交感神经系统与交感神经系统伴行，并在各个方面与交感神经系统相对立——它如同调暗的光线、令人平静的停顿，以及阴阳互补中的"阴"。你的心脏搏动放慢，保持一种稳定的节律，收缩也不那么强烈；血液被重新分配给消化和分泌过程的储存功能。你午餐时吃下的食物恢复了有序的运输。令人惊讶的是，你的交感神经系统和副交感神经系统同时运作，也就是说身体同时踩着油门和刹车，以便快速启动或迅速放松。如果两者突然被阻断，那么奇怪的是，你的脉搏会加快，因为副交感神经系统对静息心率的贡献更大。因此，急诊室的抢救小组会大喊着要阿托品（副交感神经系统阻断剂）和肾上腺素（交感神经系统兴奋剂），来救治心搏骤停的患者。

我们可以从互相干扰的交感/副交感过程众多的后备和安全机制中看出来，这两个系统都很重要。这两个系统的相互作用受到极为错综复杂的控制：上至大脑神经元连接，让一个系统抑制另一个系统；下至分子水平，每个心脏细胞内都有多种蛋白质为两个系统执行相反的功能。感知你颈动脉压力的神经元（压力感受器）每秒钟都在监测你的血压，并在血压上升时快速启动。副交感神经系统随即做出反应，前来"灭火"：降低心率、增加血流。等到压力感受器发出的警报信号减弱后，交感神经系统激活，会提高心率和血管阻力，使心脏恢复到当下活动的理想点。

副交感神经系统和交感神经系统之间的动态相关，会导致心输出量的微小波动，例如，两次心跳之间的时间以毫秒为单位变化。虽然你可能认为心率变异性是负面的（你肯定希望有一个稳定的心跳对吧），但是从微观层面来说，它表明这两个系统是协同工作的，从而产生了这种精细的微调。心率变异性可以通过便携式心电图监测仪（现在还可以用腕带设备）进行分析，它显示的是心脏控制机制的健康状况。心率的微变异不足是患者心脏开始衰竭的一个重要的警告信号。

心脏可以告诉你如何感受

通常，我们认为大脑和中枢神经系统的神经元是产生情绪的信号通路。虽然自主神经系统独立于大脑的有意识行动，但这两个系统不断地互相交换信号。新的研究表明，在心脏里有一个微型的大脑，即固有的心脏神经节丛——来自心脏表面的感觉神经元与自主神经元在这里相遇，它具有一定的处理和记忆能力。[1]首先，这种能力最直接的作用是情绪对心脏的影响，特别是恐惧或焦虑情绪。我们看到一只蜘蛛或一个烦人的同事时，产生的反应与我们在演化史上对剑齿虎的反应相同。我还记得自己曾躺在一张床上，佩戴着心率监测器，等待着进行某个微小但不适的手术，当时我以为自己是完全放松的，但当医生进入手术室时，我看到自己的心率飙升。

但更新的研究表明，心脏也会反过来控制我们的情绪反应。感觉神经元将信息传回大脑：快速、不稳定的心跳会放大（甚至触发）惊恐发作。甚至，只需要向人们回放一段录音，告诉他们录音中就是他们的心跳（实际上比心跳快得多），就会导致惊恐发作。然而，已经有报告指出，防止心率加快可以减轻甚至消除恐惧感。在服用β受体阻滞剂或自主神经系统失灵的人身上进行的观察，已经证实这一点。

巧妙设计的试验已经能够在一次正常的静息状态的心跳中检测到情绪状态的变化。[2] 当心脏完全收缩时（心脏收缩期），血压处于最高水平，压力感受器以极快的速度发射电信号；当心脏放松时（心脏舒张期），血压处于最低水平，压力感受器处于静息状态。你可以从自己的血压测量结果中看到这个周期性变化：如果你健康状况良好，那么在每次心跳中，你的血压的最高值约为120毫米汞柱，最低值约为80毫米汞柱。如果我们在试验条件下向受试对象快速展示表情惊恐的脸部图像，就会触发情绪警报。我们是社会性动物，会对他人的恐惧反应迅速做出反应，这就是恐慌在人群中传播和放大的方式。研究人员将快速展示惊恐脸部图像的时间与一次心跳的血压高低值联系起来。当心脏处于收缩状态、压力感受器信号激增时，受试对象对惊恐脸部图像的恐惧反应会被放大；当心脏处于舒张状态时，这种反应则被抑制了。因此，心脏在向我们展示什么是感觉：你的身体已经感知到了危险，但正是自主反应放大了这种情绪。你可以看到这种做法如何绕过意识的认知过程，这可能是一种优势，为你逃离威胁带来额外的动力。

心率也对令人反感的人脸图像产生反应，与惊恐人脸所引起的心率反应相似，但没那么戏剧化。然而，快速展示具有快乐或中性表情的人脸图像并没有产生任何效果。研究人员惊讶地发现，心率对表情痛苦的面孔图像的反应完全不同：压力感受器信号激增，但情绪似乎被抑制了，而不是被放大。当你想到面对威胁时原始内驱力是逃跑时，这就说得通了。为了生存，疼痛是可以被忽略的。这不仅仅适用于危及生命的事件：任何参加过竞技运动的人都可以告诉你，他们在比赛结束前甚至感觉不到伤痛。

为生命而奔跑

由于对恐惧刺激的这种反射性反应，交感神经系统的刺激对心脏的影响会极快速地产生。下次你看恐怖片的时候，可以定时测量你的脉搏。然后，在一个突然的惊恐时刻立即再测一次，你会看到几乎是瞬间产生的效果。或者，如果有人给你打电话，一开始就说："我有一些坏消息要告诉你。"我可以保证，你的心率会在听到"要"字时飙升。如果你意识到，在交感神经系统刺激的全部效果实现之前，要发生怎样的一系列事件，你就会明白这是多么惊人的成果。

首先，肾上腺素从神经末梢释放到心肌细胞的表面，因为后续所有工作都要由心肌细胞完成。交感神经或神经元在多个点位接触每个心肌细胞的表面，这些点位被称为突触：一个神经元会抓取多个细胞，一个细胞会接收和整合多达四个神经元的信号。与大脑一样，神经连接会不断形成和重塑。神经元释放神经递质，这些小型的化学信使会跨越间隙跃迁到心肌细胞。尽管神经递质跨越突触间隙的行动比顺着神经元行进的电脉冲要慢，但它仍然快得令人难以置信。在交感神经系统中，去甲肾上腺素这种递质作用于β受体；在副交感神经系统中，乙酰胆碱作用于单独的毒蕈碱受体。毒蕈碱受体的名字来自毒蝇伞（*Amanita muscaria*），这种剧毒真菌产生的毒蝇碱（又称毒蕈碱）是人类发现的第一种作用于副交感神经系统的化合物。

交感神经系统还有另一个神经递质的来源，即肾脏上方的一个改良的神经末梢。随着时间推移，它已经变成了一个奇怪的豌豆状结构，被称为肾上腺（分泌肾上腺素）。它把肾上腺素和去甲肾上腺素释放到血流中，让这两种神经递质能迅速到达所有器官。它还释放参与长期压力控制的激素，如皮质醇和皮质酮。当交感神经递质信使分子被释放时，这些信使分子与心肌细胞表面的受体缠绕在一起。受体是与神经递质的形状和电荷相匹配的蛋白质，因此这两者能够紧密地结合在一起。身体里的成千上万种激素和神经递质都有各自单独的受体来匹配。这创造了一种错综复杂的特定机制，以不同的方式控制各个细胞和器官。

肾上腺素和去甲肾上腺素对应的受体（β受体）控制心脏的起搏过程。大的受体蛋白质分子将自己包裹在小的神经递质分子周围，同时改变自己的形状。这向细胞内传递了一条信息，使其开始行动。这些信息中的每一条都会促进许多酶类蛋白质的活动，而这又会激活更多的酶，从而放大其效果。这些蛋白质控制着心脏起搏和产生动力的机制，推动心脏更快、更有力地工作。想到所有这些都能在前面提到的"坏消息"和"要"字之间的短暂瞬间发生，真是令人惊奇！

让你更强大的，也会让你死亡

肾上腺素帮助你快速奔跑，这在摆脱危险的时候很有用。跑步也是好事，因为运动使你的心脏更强大。这两种说法都是正确的，但交感神经系统也有黑暗的一面。幼儿的突然死亡是最令人心碎的悲剧之一。我们来描述一个典型的案例，姑且把这个孩子称为山姆吧。山姆是一个精干结实的运动男孩，活泼好动，经常和朋友一起踢足球。教练看出他有足球天赋，于是让他加入当地足球俱乐部的青少年队。随着年龄增长，山姆的天赋逐渐展现：16 岁时，他在一年内长高了 20 厘米，腿长而有力，能力超过了所有对手。他以饱满的热情参加训练，投入大量时间跑步和进行强化训练。然后，在一次比赛中，他毫无预警地突然倒在了球场上，没能苏醒。事前没有任何征兆。

这是一种可怕又常见的情况，原因是心律严重失常，即心室颤动，程度太严重以致血液停止从心脏泵出，这会导致心搏骤停。如果不能即刻救治，随即就会发生心源性猝死。心室不再协调地收缩，即不同区域在不同时间以不同速度进行收缩和舒张。心脏扭动、翻腾，却不射血。外科医生可能看到过这种情况，当他们在手术中打开胸腔时，看到的心脏外观好像"蠕虫袋"。这可能在心脏病发作时发生，但也可能像这位小运动员一样，由肾上腺素单独触发，而没有任何其他刺激。这甚至可以在睡眠中发生。玛丽·谢泼德教授是心脏病理学家，她创立了名为"年轻人的心脏病风险"的慈善机构，她知道太多家庭曾被这种可怕的经历折磨得四分五裂。她说："没有什么比早上醒来，发现孩子死在床上更糟的了。对全家来说，天都塌了。"

肾上腺素在这里干了什么？为什么拯救生命的物质突然站到我们的对立面，令心律陷入混乱的舞蹈？这种危险的心律失常有两个方面，分别是由交感神经刺激的即时和长期效应引起的。在瞬间，肾上腺素可以通过过度刺激心肌细胞并克服其自然节律，引发个别的异常心跳。在正常的心跳中，心肌细胞搏动后会有一段无反应时间，在这段时间内它无法被刺激。这被称为不应期。肾上腺素可以使不应期提前结束，因此下一次心跳会发生得过早，这被称为异位搏动。

事实上，你可能经历过异位搏动而不知道它是什么，这相当常见。因为前两次搏动紧密相连，于是在下一次搏动之前将出现一段很长的间隔，你的心脏会比平时充盈更多的血液。当心脏血液充盈时，有一种机制将搏动的动力与心脏肌肉的拉伸相匹配。因此，被延迟的下一次心跳会格外有力，感觉就像胸口被重击，甚至可能使你咳嗽。不用担心，这种心跳本身并不危险，但如果它经常发生或带来麻烦，就应该进行探查。更有问题的是间歇性出现的快速心跳，或一连串不规则的心跳，这是由心肌细胞的钙超载造成的。肾上腺素试图将心脏动力推到最大时，会直接导致这种钙超载。

或战或逃反应是一种应急反应，并没有演化为始终保持开启的状态。当肾上腺素（及去甲肾上腺素）存在时间过长或浓度过高时，也会对心肌造成实质性的伤害。如果心肌细胞的钙超载过高或时间过长，会触发细胞的死亡机制。肾上腺素的长期影响是让心肌产生大规模或斑块状的改变，导致电流模式的紊乱。

在实验室里，当我们给躺在培养皿里的心肌细胞注射高浓度的肾上腺素时，它就会停止有节律的搏动，转而产生一波波收缩，席卷整个细胞。然后，这些收缩加剧，细胞像一条搁浅的鱼一样扭动。最后，细胞急剧缩短，因为肌肉纤维"过度收缩"并相互扣紧，在几秒钟内可将细胞的长度缩小到原来的1/4。心肌细胞膜随着应变发生起泡和破裂，大水泡从表面挤出来，细胞内容物溢出。当这种情况发生在心脏内时，心肌细胞就永远消失了，它被瘢痕所取代。斑驳的瘢痕使流经心脏的电流通道从平滑的通道变成由小路组成的迷宫，绕过受损的肌肉岛屿时，电流变得缓慢。电脉冲不规律地蜿蜒而过，自我碰撞，效果被放大或抵消。有时会出现"折返"循环现象，即单一的刺激围绕着受损区域无限制地转圈。异位或不规律的心搏在这片遍布损伤和破坏的荒地上特别致命，会造成不可逆转的心室颤动。

像山姆这样倒在足球场上的男孩，往往有心脏壁增厚的情况，这也会导致心脏受到刺激时突然启动折返。可悲的是，没有任何外在迹象可以提醒他的父母或医生，他有特殊的风险。不仅体育锻炼会引发这种情况，强烈的情绪状态也会。心碎是真实存在的。

心碎而死

当心脏出现心室颤动时，患者通常失去意识而感受不到疼痛，这就是心搏骤停。如果不立即使用除颤器，就会致命。由这些心律失常引起的心源性猝死与心脏病发作没有关联。处于危险之中的不仅仅是携带突变的年轻运动员。事实上，该综合征在儿童中相对罕见，在中年人身上更常见，约 1/2 的心源性死亡都归咎于它。晚年的反常习惯或极限运动可能是致命的，比如中年丈夫铲雪，遭遇中年危机的高管突然开始打壁球，甚至是令人意想不到的情况——《跑步》一书的作者詹姆斯·F. 菲克斯在 52 岁时慢跑过程中死于心脏病发作。另外，或战或逃反应中的"战"也可能是致命的，因为愤怒和争斗是非常强烈的触发因素。活动受限也是一种强烈的刺激，被捕时或被警察羁押时的死亡可能与这种反射性肾上腺素释放密切相关。

事实上，一般来说，证据更多地指向强烈、突然的情绪波动，这可能是触发因素。最引人注目的事实是，根据统计，人们在配偶或爱人去世后不久更有可能死亡。风险期在事件发生后立即到顶峰，大约 6 个月内都可以测量到风险增加。黛比·雷诺斯死于她的女儿凯丽·费雪去世的第 2 天，约翰尼·卡什死于挚爱的妻子琼去世 4 个月后。身体对这种强烈情绪的反应，与生命面对生理威胁时的反应相同，这被称为"心碎综合征"。肾上腺素的释放是一样的，对心脏的作用是一样的，心律失常和心源性猝死的结果也可能是一样的。现在，我们知道的是，对强烈情绪波动的反应与对危险的非常原始的反应密切相关。它们引发交感神经系统的即时激活，释放肾上腺素和去甲肾上腺素，并刺激心脏，启动扰乱心律和产生心脏损伤的一系列事件。正如我们将看到的那样，有两种不同的疾病都被称为心碎综合征，其结果在男性和女性身上有很大不同。我们将在下一章讨论心碎综合征，现在重要的是解释为什么这是人体生理学的一部分，以及个人可能会面对怎样的风险。

物种与个体

为什么我们体内会有一个定时炸弹，一个能以多种方式杀死我们的系统，它会毫无预警或慢慢地破坏心脏？我们必须回顾一下演化史，当时我们的祖先经常死于分娩、意外和攻击。这是很久以前的事了，现在我们最大的敌人变成了沙发，以及来自高热量食物、酒精和烟草的引诱。

设想一下，一只经过基因改造去掉所有β受体的老鼠不能对危险时分泌的肾上腺素狂潮做出反应。在大学动物饲养设施的群落中，它拥有非常长久和快乐的一生。但指向悖论的线索是，这种老鼠在野生环境中活不了多久。想象一下，一只猫看着一窝老鼠的画面。老鼠们感知到危险并四散奔逃，猫扑上前去追赶。肾上腺素系统完好的老鼠会把它的心率和力量提高一倍，把血液分散到它的肌肉，并向远处蹿去。没有β受体的老鼠会被直接抓走并咬成两半，它无法留下后代；这样的小鼠更不可能苟活到成年来繁殖，因此缺乏β受体的基因组成（或基因型）将在传宗接代中消失。尽管对肾上腺素有完全β受体反应的正常小鼠也有小概率死于惊吓引起的心律失常，但它在攻击中存活下来并继续拥有一个大家庭的概率要大得多。因此，总体上来说该物种会因为拥有更多的小鼠而受益，尽管也有因为肾上腺素过量而损失一两只小鼠的风险：小鼠种族得到了拯救！

在我们的演化史上，我们也有同样的危难和险境需要克服。自主神经系统的极端灵活性会给人类带来选择性的优势，不仅用于或战或逃反应，更用于应对严重的伤害。因受到攻击或跌倒而受伤后，极度失血会导致血压下降。这会被身体感知，视为心输出量与器官血流需求之间的不匹配。在这种情况下，肾上腺素关闭血管以防止血液进一步流失，指示肾脏保存水分以增加血容量，并刺激心脏用力搏动以弥补减少的血液。对于这些紧急救治措施，以及人体生理学的许多其他方面，演化机制可以被认为是个体利益和群体生存之间的权衡。

是否应该阻断肾上腺素，以备不时之需？

拥有活跃的交感神经系统和副交感神经系统是心脏健康的标志，但在某些情况下，肾上腺素可能致死。我们如何才能平衡这种风险？在发达国家的大部分地区，我们更像实验室里的小鼠，过着有序的、久坐不动的生活，不再受到捕食者威胁。我们需要肾上腺素吗？我们是否应该给每个人服用β受体阻滞剂，用来阻止肾上腺素在β受体上发挥作用？

答案并不简单。对一个典型的健康年轻人来说，发生有害的心律失常的风险并不高。心脏每天跳动10万次，可以保持稳定长达100年或更久——它必须如此，心脏只要4分钟不跳动就会使人丧命。我们已经看到了心脏如何演化出极其强大的机制，来预防这种情况发生。例如，它作为一个功能性合胞体的结构（每个心肌细胞与其他众多心肌细胞连接）抑制了源自单个细胞的心律失常；除非有大量心肌细胞被破坏，否则整颗心脏不会受到影响。

有一点是明确的，那就是运动（尤其是剧烈运动），从长远来看对心脏有好处。[3]这方面的证据每天都在增加。在大样本的无病人群中，相当于每周三天、每天增加30分钟快步走的活动量的变化，导致6年内的死亡率下降7%。在有心脏病史的患者身上，差异还会翻倍。事实上，久坐的无病组的死亡率比运动的有病组要糟糕。我们需要肾上腺素来实现适度的运动，而心脏的健康与这种效果直接相关。因此，对无病人群的风险/收益分析结果很明确：应该保留肾上腺素。

然而，对晚期心力衰竭患者来说，情况就不一样了：肾上腺素是一种额外的强风险因素。心衰这种疾病的死亡率比肩于一些最严重的癌症，1/2的心衰患者将死于心律失常。肾上腺素会带来额外的危险，因为它不仅会引发心律失常，而且会导致进一步的损伤。当心输出量不足时，身体的反应就像应对大出血等紧急情况时那样，不断地、大量地释放肾上腺素。本来是短期的应急措施，现在却成了长期的负担。许多心肌细胞出现钙过载，进一步的细胞死亡加重了伤害和功能障碍。因此，对已患心脏病的那部分人来说，风险/收益分析结果也很明确：应该阻断肾上腺素。因此，β受体阻滞剂类药物已成为主流的心衰疗法。

对于是否要长期进行β受体阻滞剂治疗，存在一种真正的不确定性：心脏可能有潜在的缺陷，如尚未发现的基因突变，但又没有表现出明显的心脏病。有这样一大批突变，让β受体的激活结合主要的基因缺陷，导致心律失常。例如，部分婴儿猝死综合征就是这种情况。最常见的一组突变会导致肥厚型心肌病（心脏壁增厚），500个新生儿中就有一个肥厚型心肌病患者。说回我们的小运动员山姆，他倒在了运动场上。肥厚型心肌病是心脏增厚的一个常见的潜在原因，因为他的心脏壁在青春期之前一直是正常的，所以这种情况一直没有被发现。事件发生后，人们才发现他的心脏增大了。在一些受人关注的致命事件或突发性心脏抢救事件发生后，许多球队开始让他们的球员接受肥厚型心肌病的筛查。

我们是否应该给每个人都开β受体阻滞剂，以备不时之需？答案是否定的。为了预防罕见事件而给所有人开β受体阻滞剂，在道德上和实践上都不可行。除了失眠和疲劳等副作用，β受体阻滞剂还会阻止心脏的加速运转。这可能成为运动时的障碍，而我们知道运动是对健康来说最好的事情之一。肾上腺素参与兴奋产生的情绪反应，因此，人们经常报告说服用β受体阻滞剂后感觉"缺乏热情"，这并不奇怪。这种罕见但后果严重的影响，因其风险－收益比，给公共卫生战略造成了一个异常困难的两难局面。展望未来，我们只能希望于大规模的预测性基因筛查能够帮助我们更准确地锁定，哪些人可能从抗心律失常保护中受益。

至此，我们在本章中回顾了肾上腺素的破坏性影响，但同时讲到交感神经系统反应的益处对我们的演化来说至关重要，并且仍然为我们的日常生活提供着不可或缺的活力。在第7章中，我们将通过另一种疾病探索肾上腺素的另一面，这种疾病也被称为心碎综合征，但大多数患者不会死。这是一种非常奇怪的综合征，直到最近才被确认为一种疾病，而且它仍然可能被临床医生描述为患者的想象。但是，它对我们理解身体如何保护自己免受伤害，起着关键作用。

死于心碎？

这是一种奇怪的新型心脏病，首次报告于 1990 年，当时日本大地震带来了混乱和艰难局势。[1] 医院被挤满了，不仅有因地震受伤的人们，还有一大拨疑似心脏病发作的病患。这种现象以前在重大灾难发生时也出现过，但其原因一直是一个谜。不过，与其他此类灾难不同的是，这次发生在日本，它是一个拥有大量高科技医院的国家。在日本广岛市立医院，医生们使用当时最先进的成像技术（比如冠状动脉造影术）来观察冠状动脉，也就是向心肌供血的血管。心脏专科医生注射造影剂，以查看是否有血栓或破裂的斑块，它们可能会阻塞血管并导致心脏病发作。但在一项新的检查操作中，他们还将注射造影剂的位置移至心室，以显示心脏收缩时的形状。在一组患者身上，医生看到了两件令他们惊讶和困惑的事情。

首先，尽管患者同时出现了疼痛症状、心电图变化和指示心脏病发作的血液标志物，但并没有发生堵塞。其次，心脏在收缩时显示出一种他们从未见过的形状。心房这边的心脏顶部（心底）收缩得非常剧烈，以至于它甚至堵住了左心室的出口。但心脏的底部（心尖）几乎不动。这在X射线下显示出像一个气球（图7-1）或一个窄颈锅一样的形状。日本医生想起了用于诱捕章鱼的鱼篓，日语里叫takotsubo。这种章鱼篓有一个狭窄的颈部，章鱼一旦爬进去就会被禁锢在内。因此，这种病被称作Takotsubo（章鱼篓）综合征，有时也称为应激性心肌病，它是第二种"心碎综合征"。

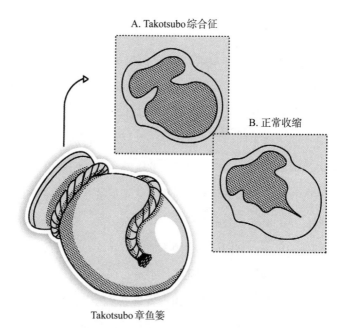

A. Takotsubo综合征

B. 正常收缩

Takotsubo章鱼篓

图7-1　正常心脏的收缩期峰值如图B中所示，左心室壁收缩以排出血液；同时，Takotsubo综合征患者的心尖很薄，没有收缩［有人根据其形状，把它比作传统的takotsubo（章鱼篓）］

另外，有两个特点使治疗这些患者的医生对这种综合征格外关注。首先，患者群体主要由女性组成。这对心脏病来说是很不寻常的，因为男性心脏病患者更常见，至少对较年轻的人或中年人来说是这样。在所有的年龄组中，男性患者的人数多于女性；在64岁以下的年龄组中，男性患者人数超过了女性的2倍。诚然，在晚年（女性绝经后），这一差距会缩小；事实上，许多患有Takotsubo综合征的妇女都是绝经后女性。当我们把众多研究中的数字加起来时，令人吃惊的是，Takotsubo综合征患者群体中有80%~90%是女性。[2]这是一个巨大的多数优势，而且以前从未在某种类型的心脏病患者群体中出现过。一个更惊人的特点是，她们当中的许多人完全康复了，没有任何心脏损伤的迹象。她们本来是因为严重胸痛和急性心力衰竭而去看急诊入院的，到健康地走出医院，有时只需几天。大多数人的心脏再也没有出现过问题。对科学家和医生来说，这非常耐人寻味。我们知道，患有如此严重的急性心力衰竭的人通常转归很不好。要不是心脏专科医生在X射线图像上看到心脏出现奇怪的异常收缩，我们说不定会认为患者是在想象或误解了症状。

　　事实上，令我们警醒的一点是，可以想象到在这种成像技术出现之前，患有Takotsubo综合征的女性可能被当作诈病者而忽视。我们会看到，一位中年女性在经历了不愉快的事件后心烦意乱，因胸痛和晕厥入院，但很快就恢复了，她可能被视为患有"癔症"。再进一步，许多惊恐发作的人说："我以为我心脏病发作了，但过了一会儿就好了。"也许她们也是Takotsubo综合征患者？

罚球失误

曾有一起著名事件，真正凸显了男性和女性对极端压力的不同反应。[3]有一个智利家庭是热心的足球支持者，夫妻俩带着他们的3个孩子正在一起观看智利和巴西之间为争夺2014年世界杯下一轮席位的激烈比赛。当时是一场紧张的点球大战，最后一脚，也是决定性的一脚击中了球门柱，终结了智利的希望。这家人立即爆发了激烈的争吵，直到58岁的父亲因为严重的胸痛，用手紧紧抓住自己的胸部。他出现了心搏骤停，被紧急送往急诊室，医生发现他出现了心室颤动，并进行了两轮除颤。然而，不幸的是，这一事件最终导致了死亡。

就在丈夫出现心搏骤停之后的一个多小时，他64岁的妻子也开始感到胸痛。她的心电图显示出与她丈夫相同的变化，但没有发展成心室颤动。她在丈夫接受治疗的同一个血管造影室接受了检查，相隔不到1个小时；医生能够看到她的动脉普遍存在絮状物，①但没有堵塞的迹象。另外，她的心室在一个区域强烈收缩，但在另一个区域几乎静止不动：这显然是一例Takotsubo综合征。这次观察到的不是心尖/心底的差异，而是围绕心脏中部的一个环，收缩能力非常微弱。她只接受了支持性治疗，住院一段时间后，她的心脏功能逐渐变得正常。到她出院的时候，身体已经完全康复了。

---

① 这是脂肪沉积在血管壁的表现，提示存在动脉粥样硬化。——译者注

这里的压力源很重要。显然，足球比赛是第一个触发因素，也是丈夫的主要发病因素；争吵也可能是额外的触发因素。观看足球比赛及其他常见的体育比赛，经常会引发心脏病。一项研究报告显示，当本地球队在主场比赛时，心肌梗死和脑卒中引起的死亡率会增加。[4] 无论输赢，点球大战都会带来一种特殊的压力。1998年6月30日，也就是英格兰在点球大战中输给阿根廷的那一天，以及随后的两天，心肌梗死的比率增加了25%。[5] 当世界杯在德国举办时，德国队参加的比赛日，心脏急症的发病率是男性正常发病率的3.3倍，心律失常的发病率也增至3倍。[6] 然而，重要的是比赛的紧张程度而不是结果，因为无论球队输赢，效果都是一样的。

有趣的是，同一项德国研究表明，对女性来说，在德国队比赛期间，心脏突发疾病的比率增加并不明显，增加了不到2倍。那么对智利家庭的那位妻子来说，比赛可能不是唯一的原因。看到她的丈夫心搏骤停带来的压力很可能是最强烈的诱因，在比赛和激烈争吵后不久就出现了。在她的丈夫身上，比赛和争吵这两种极端压力引起了致命的心律失常。妻子的类似情绪并没有引发同样的心律失常。事实上，她所经历的过度心脏收缩被Takotsubo综合征抑制了。

Takotsubo综合征

起初，Takotsubo综合征被认为是一种日本的地区性疾病，而且是非常罕见的事件；但逐渐地，人们的共识发生了变化。2000年只有2篇相关科学论文发表的记录，在2010年跃升至近300篇，而且这些文章来自世界的各个角落。现在，心脏专科医生有更多机会使用先进的成像技术，心室形状评估变得常规。Takotsubo综合征是一种以一系列相关症状为特征的疾病。像许多综合征一样，它最初是通过其最极端的表现来识别的：灾难性的压力，心尖部膨胀，急性心力衰竭，没有冠状动脉阻塞的迹象，彻底的快速恢复。随着时间推移，对综合征的描述往往会扩大其范围：现在，我们知道它可能是慢性而非急性压力引发的，心脏可能以其他方式奇怪地收缩，可能存在冠状动脉粥样硬化，有高达5%的早期死亡率，恢复后可能使患者残留心脏损伤。它也可能比最初认为的更广泛，因为患者入院时会表现出不同的症状。

许多压力性事件与触发心源性猝死的事件非常相似：像地震和海啸这样的灾难几乎总是伴随着更多Takotsubo综合征和心脏停搏。就心源性猝死而言，极端的体力消耗也是一个危险点。

争吵也经常被报道会引发Takotsubo综合征。丧亲同样是一个明显的触发因素，特别是失去配偶或孩子。Takotsubo综合征还与"周年纪念日反应"有关，即在既往创伤性事件的周年纪念日前后心脏病发作。正是这种与极度悲伤的联系，再加上心脏图像上高度独特的心脏扭曲，使得这种新现象被标记为"心碎综合征"或应激性心肌病。

但是，典型的Takotsubo综合征患者是60多岁的女性。我们就叫其中的一位患者玛丽吧。玛丽很活泼，善于交际，交友广泛，朋友们都会向她寻求建议。她有一个亲密但复杂的家庭：也许她的成年子女已经离婚了，而她正在帮忙照顾孙辈。现在，她需要更频繁地来回穿梭，照顾年迈的父母，可能还要兼顾工作。她的生活很忙碌，也很磨人。当然，她不会过多地考虑自己的健康，把疼痛当作即将到来的衰老中那无法避免的组成部分。丈夫是她的主心骨，是她面对所有烦恼时的安慰，他们这么多年来在遇到问题时相互扶持。

然后，她的世界崩溃了。她的丈夫去世了：也许是突然的，没时间说再见；也许是在她照顾他度过一段漫长而艰难的患病生活后。她浑浑噩噩地完成了葬礼的环节，处于一种震惊带来的麻木之中。她想到的只有她的孩子和孙辈的痛苦，她安慰着他们。

在葬礼期间或接下来的日子里，她感到越来越不舒服。起初，她的不适隐藏在悲痛和哀伤的背景中，没有被注意到；但随着那段日子过去，令人疲倦又难以摆脱的胸痛变得更糟了。她继续扛着，不想麻烦家人，希望这种不适感会消退。她可能会晕倒，或者最终承认她感觉糟透了，并被担心的家人送去医院。值得庆幸的是，这家医院的医生重视她的症状，并迅速采取了行动。

医生知道对心肌来说"时间就是生命"，保留心肌对患者未来的寿命和生活质量有深远的影响。现在，高度复杂的成像技术已经很普及。因此，该病致死的人更少了，许多人能恢复良好的生活质量。玛丽很快被送到急诊室，医生看到她的心电图和症状都敲响了警钟，表明可能是心脏病发作。他们把她带到了导管室，做了血管造影，向冠状动脉注入造影剂，通过实时的X射线检查来观察血管。医生想寻找的是某条肇事血管，它应该已经被血栓或突然破裂的动脉粥样硬化斑块（血管壁的增厚处，内含胆固醇）堵塞了。心脏专科医生没有发现任何堵塞，但也没有很大的惊喜。的确有这种情况，可能是血栓已经破裂了，或者堵塞是由血管痉挛导致的。然而，心脏的怪异运动提醒他们存在着不同寻常的问题，心尖部的微弱收缩才是真正值得关注的。

接下来会发生什么，实际上取决于医生们是否听说过Takotsubo综合征。相关知识正在传播，不过，尽管大城市的医院处理各种心脏问题是专业的，当然也包括这种疾病，但较小的地方医院可能只见过寥寥几个Takotsubo综合征病例。在这家医院，医生不确定该怎么处理。于是，医生继续观察玛丽的病情，同时决定给予支持性治疗，以维持病情稳定。现在，情况已经没那么紧急，医生可以等一些时间。在接下来的几天里，玛丽感觉好多了，所以她已经开始在病房里小心走动。过了约一个星期，她再次接受检查，心脏功能有所改善，虽然还没有完全恢复正常。心尖/心底差异的模式不那么明显了。玛丽够幸运了：一小部分Takotsubo综合征患者在急性期第一次发病时就死于并发症；但像大多数人一样，她已经摆脱了眼前的危险，预后良好。

又过了一周，情况继续改善。玛丽渴望回家，并抗议说她感觉"很好"；同时，也有新的患者在排队等候住进她的床位。她出院了，在家人的支持和照顾下，她又回归忙碌的生活。几个月后，她到医院复查。她的心脏功能正常：不像20岁的人那么好，但对她的年龄来说还算正常。医生们获得了一次经验，为玛丽预后良好而高兴。当然，没有人在玛丽发病前对她进行过检查以供对比，所以没有办法知道她是不是真的完全康复了。她感觉还好，生活精力和热情不如以前，但是，这也在预料之中，毕竟她失去了丈夫。她真的完全康复了吗？这很难说。

性、药物和情绪

玛丽的Takotusbo综合征经历是一个经典案例，临床医生一再听到这种故事。然而，根据来自世界各地的报告，这种综合征的"触手"似乎在进一步延伸。起初，正在发表的关于Takotsubo综合征的论文中，描述的触发事件都与灾难和悲痛有关。通常情况下，这些触发因素非常类似心源性猝死的触发因素，比如丧亲和重大创伤。

然后，开始出现其他的非正式报告，触发因素有点儿出乎意料。一位80岁的男性与一位年轻女性发生了不正当关系——可能是情绪和体力的混合作用？一位69岁的女性跳了两个小时的舞——可能是一种带有情感因素的劳累。[7]但这两种情况似乎都与悲伤或心碎没有什么联系。然后，又有一项研究表明，即使是快乐的事件也可能导致Takotsubo综合征，例如惊喜的生日聚会或儿子的婚礼。[8]当然，你可以反驳说，这些场合会带来强烈的（甚至是混杂的）情绪。那为什么这些情绪和生理上的触发因素会导致Takotsubo综合征，而不是心源性猝死呢？

然后，出现了药物诱发Takotsubo综合征的报告。各种功能性饮料似乎都会触发它，特别是那些含有咖啡因和牛磺酸的饮料。一些病例也涉及含有万艾可（俗称"伟哥"）前体药物的"男性功能增强剂"。[9]有几份报告声称涉及牙医注射的局部麻醉剂。[10]即使是在医院里，一些检测和治疗方法也意外地诱发了疑似Takotsubo综合征。其中之一是心脏功能的负荷试验，注入一种叫作多巴酚丁胺的刺激物以观察心脏的反应能力，有多份报告称这是一个触发因素。[11]常规手术中的全身麻醉也会诱发Takotsubo综合征。[12]

治疗哮喘的药物似乎尤其容易产生问题，一项研究发现有44%的Takotsubo综合征患者是哮喘患者。[13]抗抑郁药已被发现是触发因素之一，无论是在服药期间还是停药期间都是如此。[14]用于应对过敏性休克的EpiPen（肾上腺素笔，即肾上腺素自动注射器），单次注射就会在用药者中催生Takotsubo综合征病例。[15]医院还看到了这种综合征可能与其他疾病和治疗相关，这被称为继发性Takotsubo综合征。因疾病或药物，甲状腺水平被提高到毒性水平，或者危险的感染性休克，都会导致该疾病发生。[16]Takotsubo综合征还与大脑功能相关，是头部受伤和颅内出血引起的。[17]

渐渐地，情况开始变得明朗。科学家和临床医生梳理了这些丰富的信息，以求发现Takotsubo综合征机制的线索。证据开始浮现，表明肾上腺素或相关此类化合物（儿茶酚胺类）总体上来说堪称罪魁祸首：EpiPen注射的是肾上腺素，牙科注射的麻醉剂也含有肾上腺素。头部受伤和脑出血也与交感神经系统的活动增加有关。甲状腺毒症会增加心率，因为β受体的数量增加，所以对儿茶酚胺的反应变得更加敏感。用以测试心脏用力搏动的能力的多巴酚丁胺，刺激β受体的方式与去甲肾上腺素相同。咖啡因在细胞内发挥作用，阻止信使化合物的分解，使之无法对β受体产生刺激作用，因此增强并延长了肾上腺素的作用。β受体就像是发令枪。

为什么这些患者会康复？为什么是Takotsubo综合征而不是心源性猝死？让我们眼前一亮的一个突出证据来自哮喘患者的反应。当严重的哮喘发作时，患者需要使用大剂量的肾上腺素，但日常缓解时，他们使用的药物（如沙丁胺醇或沙美特罗）只刺激β受体的一个亚类——β2受体。[18]β2受体是否有什么特别之处，使之与Takotsubo综合征相关？

热？是件好事！

偶然性在科学中发挥的作用令人惊讶。科学家给人的印象是每件事都合乎逻辑和经过计划，其实往往是许多因素汇聚在一起，使我们对疾病有了认知。我们找到的β2受体和Takotsubo综合征相关的第一条线索，是在研究小鼠时出现的，这些小鼠通过基因工程获得了额外的β2受体拷贝。那年夏天，美国非常炎热，这些小鼠是在美国繁殖的，我们在把它们运到英国时遇到了麻烦。有几次，它们被带到停机坪准备上飞机，但因天气太热而无法起飞。当它们到达我们的实验室时，添加的β2受体的影响似乎已经消失了。它们的心脏对肾上腺素的反应不像美国科学家所看到的那样，有一次特别强烈的心率升高；现在，肾上腺素甚至会降低心率。而且，这些小鼠可以耐受更多的肾上腺素而不会出现心律失常。[19] 就好像高水平肾上腺素现在正在减缓心脏跳动来保护心脏，这与它的正常作用完全相反！我们不断检查结果，猜想是不是弄错了笼子或犯了其他什么可怕的错误。

幸运的是，英国的另一个研究团队是由詹姆斯·布莱克爵士领导的，他因发明β受体阻滞剂获得了诺贝尔奖；他的团队也从美国收到了这些小鼠，并观察到了相同的情况，所以我知道我们没有出错。[20] 随后，我们又进行了多年的探查，来回比较了实验室模型与来自患者和捐赠者的人类心肌细胞。我们使用了先进的成像方法和分子工具，以分辨β2受体功能的意外转换背后的确切受体机制。最后，我们现在了解到，β2受体与一组完全不同的细胞内信号分子相联系。它们向心肌细胞发出不同的指令，抑制其收缩，但也激活了防止细胞死亡和心律失常的心脏保护机制。[21] 额外的β2受体，以及旅行的压力和炎热，带来了非常强烈的刺激，激活了小鼠体内的一种机制，使β2受体的作用从其通常的（最终会造成损害的）心肌刺激，转换为抑制心脏（但具有保护性）。

然后，我们在麻醉状态下的普通大鼠身上测试了这一假设，于是能够证明非常高浓度的肾上腺素能够引起同样的转换。[22] 单剂量的肾上腺素（相当于人类使用一次EpiPen的分量），先是发挥了它通常的作用，增加心脏的力量；然后在大约15分钟后变为抑制，持续了大约45分钟（直到肾上腺素最终消散）。由于β2受体更多地集中在心尖部，因此那里受到的抑制更明显。在监视器上，这看起来完全像是Takotsubo综合征患者的心脏。通过一剂肾上腺素，我们重现了临床的Takotsubo综合征。

一枚硬币的两面

有了麻醉大鼠，我们就有了一个模型，可以尝试了解Takotsubo综合征这种疾病并寻找治疗方法。从我们的试验中，我们知道了如何阻断新的肾上腺素信号传递，并认为这导致了心脏功能被局部抑制。我们在大鼠模型中进行尝试，并取得了成效——我们可以防止心尖部膨大。但突然间，大鼠在麻醉剂的作用下开始死亡。我们沮丧地发现，被抑制的心脏功能已被致命的心律失常所取代！通过预防Takotsubo综合征，我们触发了心源性猝死。这是Takotsubo综合征治疗的一大挫折。事实上，这正是我们应该不惜一切代价避免的事情。但它确实证实了我们在美国基因改造小鼠试验中形成的想法：肾上腺素在这种新的信号传导模式下保护心脏免受进一步的损害。因此，有一条肾上腺素信号传导途径走向心律失常和猝死，另一条途径则转化为Takotsubo综合征和急性但可逆转的心力衰竭。在一次极端的压力事件之后，你可能会认为Takotsubo综合征不算最坏的结果，只是一种"猝死未遂"。

但是，为什么绝经后女性是患上这种综合征的主要人群？80%~90%的心源性猝死患者是男性，与此同时，80%~90%的Takotsubo综合征患者是女性。[23] 我们试验中的大鼠像人类一样，雄性大鼠在大剂量肾上腺素的作用下更容易出现心律失常，但它们也会患上Takotsubo综合征。年轻的雌性大鼠在我们给予的肾上腺素剂量下，则很少出现心律失常的情况。那么，年长的雌性大鼠呢？奇怪的是，大多数哺乳动物没有更年期（绝经期），只有人类和某些种类的鲸有。为了测试雌激素的作用，我们不得不使用药物降低大鼠体内的雌激素水平，或者阻断其回路。这使得雌性对肾上腺素剂量的反应变得更像雄性。雌激素显然是其中的关键角色。

Takotsubo综合征与更年期之间有一种耐人寻味的联系，那就是肾上腺素能够升高体温并产生类似潮热的感觉。我们还知道，Takotsubo综合征更容易在夏季发生，而大多数心脏病在冬季激增。较早的研究表明，肾上腺素释放激增后使体温升高的现象众所周知，被称为"情绪热"。我们在旅行期间暴露于高温的小鼠身上观察到了这种信号转换。另一个偶然出现的例子中，我们发现在麻醉期间将大鼠从暖床上移开（以阻止这种体温的上升），可以防止它们在注射肾上腺素后出现Takotsubo综合征。温度也与脓毒症患者在极度发热中出现Takotsubo综合征有关吗？

为什么男性更容易受到肾上腺素引起的心律失常的影响？也许更好的问法是，为什么年轻女性需要比男性更强有力的保护，以防止肾上腺素带来伤害？我的直觉是，分娩和生产带来的极端身体和情绪压力，将使母亲被肾上腺素的刺激吞没，因此她们需要额外的保护。从生物学的角度来看，在胎儿出生时刻对母亲的保护代表了一种非常强大的演化压力。坦率地说，很难设计伦理试验来检验这一点。

我们能学到什么？

因此，现在我们知道，有一种方法可以使大剂量肾上腺素变得安全。事实上，不仅是安全的，而且能保护心脏。这种方法的信号转换开关在男性和女性体内都存在，但在女性身上要活跃得多。也许它正在保护我们所有人，如果我们没有它，心源性猝死就会更常见。有没有可以增强这种效果的方法，或者能不能用药物模拟它？

如果我们从研究结果推导出逻辑结论，那么雌激素将是保护心源性猝死的理想介质。对绝经后的女性来说，有非正式的证据表明那些接受激素替代疗法的人较少出现Takotsubo综合征。然而，身为女性对心脏病有普遍的保护性预防作用，这一效果已经颇为人知了；不知出于什么原因，为男性补充雌激素的想法还没有真正流行起来。但令人惊讶的是，有一类治疗心脏病和心律失常的最常见药物可能已经利用了Takotsubo综合征的一些保护途径。这类药物就是β受体阻滞剂。

我们第一次有了相关的突破性想法，是因为我实验室的一位博士后做了一个试验，把大剂量的β受体阻滞剂直接用在了一个来自衰竭心脏的人类心肌细胞上。（我清楚地记得，我禁止他做这个试验，因为显然没有意义，什么都不会发生——这说明大自然总是能给人带来惊喜。）事实上，β受体阻滞剂使心肌细胞的搏动能力急剧下降，就像Takotsubo综合征的心脏抑制作用那样。这从理论上讲是不可能的，因为装有心肌细胞的器皿中没有交感神经，也没有添加肾上腺素。如果β受体没有受到刺激，那么阻滞剂能阻断什么呢？唯一的解释是，阻滞剂正在做一些额外的、积极的工作来抑制心脏功能。

有相当多不同种类的β受体阻滞剂，因为许多药物公司都试图超越对手，制造出更好的β受体阻滞剂。其中有些β受体阻滞剂对心肌细胞有抑制作用，有些则没有。我们回到试验中，发现这些具有抑制作用的特殊β受体阻滞剂是作用于β2受体的，而且使用的是在Takotsubo综合征中观察到的相同机制。这些β受体阻滞剂模拟了肾上腺素的心脏抑制作用，并以同样的方式保护心肌细胞。[24]

β受体阻滞剂的新作用解释了我们一直在努力解决的一个难题。20世纪80年代，当第一种β受体阻滞剂普萘洛尔被用在心力衰竭患者身上时，事实证明它对一些患者来说是致命的，因为它极大地削弱了心脏的力量。正因为这种药物的作用，β受体阻滞剂在相当长的时间内被禁止用于心力衰竭患者。显然，普萘洛尔在心脏抑制剂的方向上走得太远了，当与已经衰竭的心脏相遇时，它会令心脏功能减弱到致命的程度。

多年后，一些较新的β受体阻滞剂被谨慎地试用于心力衰竭患者，先是低剂量，然后剂量逐渐增加。起初，患者会感觉更糟，他们的心脏功能会下降，但过几个月他们的身体会恢复，然后病情得到改善。[25]最重要的是，心力衰竭本来会在5年内令1/2的患者去世，而现在其死亡率减少了35%。这些药物已经在"阻断肾上腺素的心律失常作用"和"激活其心脏抑制/心脏保护途径"之间实现了平衡。现在，β受体阻滞剂在治疗心力衰竭方面，已从绝对禁止使用的药物变为绝对必需品。偶然设计的β受体阻滞剂为我们提供了一种通过β2受体模拟肾上腺素保护作用的药物。

谁是易感人群？

Takotsubo综合征相对罕见：所有因疑似心脏病发作而来到急诊室的人中，只有约3%的人被证实患有这种综合征。我们怀疑真实的比率可能更高一些，只是该综合征由于其变异性，没能得到普遍准确的诊断；但考虑这一点之后，它的占比依然偏低。如果你有潜在的心脏病或某种类型的突变，可能会增加心源性猝死的风险。但是，对Takotsubo综合征来说也是如此吗？

诚然，已经发作过一次Takotsubo综合征的患者，再次发作的风险很高，10%~15%的患者会再次发病。这表明有一些潜在的因素使一些人容易患上这种综合征，无论最后肾上腺素是否会激增。以前面提到的玛丽为例：病情发作后，她被发现心脏功能受到了中等程度的损害，但她可能已经与之共存了一段时间。也许这使她更有可能发病？人们一直在寻找一种可能与Takotsubo综合征有关的突变，但还没有非常确凿的结果。然而，我们确实有一个线索，证实有另一类分子可以控制基因的开启和关闭，这类分子可能在Takotsubo综合征中起作用。它们就是微RNA，被称为身体的管弦乐队指挥。

当人类基因组在2001年首次被测序时，每个人都感到惊讶，因为其中的基因数量如此之少（约2万个，比水蚤的基因数量还少），而且基因组中的大部分（超过90%）序列没有为任何基因编码。由于这种非编码区域不会产生细胞中的任何蛋白质，它们最初被称为"垃圾DNA"，并被认为可能是感染我们的病毒留下的。但其中的许多DNA序列远不是垃圾。例如，我们现在知道微RNA是从DNA复制而来的短序列，就来自这种非编码DNA序列的一部分。微RNA的作用是快速、灵活地开启和关闭基因组，以协调对日常生活挑战的反应。

当Takotsubo综合征首次被确诊时，临床医生寻找方法来识别Takotsubo综合征患者，将他们与其他心脏病发作的患者区分开来。这很重要，因为一些治疗心脏病发作的药物或检查，如多巴酚丁胺负荷试验，会使Takotsubo患者的病情恶化。事实证明，有两种微RNA在Takotsubo综合征患者的血液中明显增多，但在其他心脏病患者中没有，因此可以作为该综合征的"生物标志物"。我们给大鼠注射了这些药物长达数周，发现它们会更容易切换到抑制反应状态。[26] 它们已经被引向了Takotsubo综合征。

这两种微RNA与焦虑和抑郁有关：例如，经历考试压力的学生体内，这些分子的水平会升高。回到Takotsubo综合征患者玛丽身上，复杂的生活和日常的压力有可能导致她易感，所以当肾上腺素激增最终到来时，她更有可能患上Takotsubo综合征。

保护的第一步是不伤害

到现在为止，我们至少已经知道了，被诊断为Takotsubo综合征的人不应该做什么：不使用肾上腺素，不使用间接的β受体激动剂，不进行多巴酚丁胺负荷试验。一些与β受体无关的激动剂可能会起作用——这些激动剂在大鼠身上有帮助，但需要在人类身上进行测试。然而，Takotsubo综合征的发病突然且罕见，这使得有计划的临床试验非常难以组织。阻断微RNA可能是一种很好的预处理方法，首先，这种药物刚刚进入市场；其次，我们必须给成千上万的人服用，以保护易感人群。β受体阻滞剂类药物也是如此，可以预防肾上腺素激增的影响，但必须让许多看起来健康的人服用。如果我们能够预测可能对高水平肾上腺素产生极端反应的人，以便能够用这些药物保护他们，那将是最理想的状况。

因此，我们的计划是尽可能多地筛查心脏功能有Takotsubo综合征症状的人。我们将从有过一次病史的人开始，因为我们知道他们更有可能再次发病。我们的研究将为他们配备腕部监测器，如Fitbit（智能手环）和苹果手表，以记录心率变异性和压力的生理迹象。患者还将在一个日记应用程序中记录他们何时感受到压力。我们将寻找对肾上腺素高度敏感的模式（触发因素），然后是心脏功能的异常减弱（信号开关）。我们将利用这些模式（并利用人工智能寻找我们无法预测的其他方法），建立它们与Takotsubo综合征复发之间的联系。最终，我们将向志愿者推广，看看我们的想法是否正确，即大多数人都会在某种程度上表现出这种效应，而且这也许是焦虑和惊恐发作的身体症状的一部分。希望我们可以利用这些应用程序来帮助患者了解他们的易感性，并预测和避免再次发作。也许这也是一种安慰，因为我们知道，最终这是避免肾上腺素危害风险的自然保护机制的一部分。

我们已经看到，身体反应的性别差异可以告诉我们关于心律失常的生物学的新真相。两性之间的遗传差异，以及男性和女性之间不同的行为、经历和生活事件，可以告诉我们心脏病各个复杂方面的许多事情。随着生理性别和社会性别分离，性别的流动性具有迷人的洞察力，可以让我们重新思考一些假设。第8章将向你展示因果关系的层层剥离，同时也让你有机会了解自己的社会性别和生理性别之间的关系有多密切。

分性别的心脏

影响心脏病的性、激素和社会条件

两种心碎综合征的故事戏剧性地突出了男性和女性心脏的不同反应方式。但是，性别差异可能存在于心脏病的风险、进展、治疗和转归中——有时很明显，有时则更微妙。它们首先源于决定生理性别的X和Y染色体，那里不是空白地带，而是带有我们的父母和祖父母的遗传标记。性别差异被激素水平的起伏维持和放大，在出生前的子宫里如此，在青春期的激增期和年老时的衰退期亦然。两性之间的差异会被社会施加的不同压力，以及对性别相关行为的看法微调。这些社会期望和诠释又反过来与基因和激素共享的生物基础密切相关。这是一张有待解开的复杂网络，我们很容易做出错误的推断。我们需要看看，存在哪些确凿的证据。

先看事实。女性在年轻时患冠心病的可能性较小，因此心脏病发作的可能性较小。图 8-1 显示了这一观点的基础，其中年轻或中年女性与同年龄组的男性相比，心脏病发作的风险不到后者的 1/2。[1] 65 岁以后，女性的发病率上升得更快，与男性的差距开始缩小。在非常年长的人群当中，女性与男性的风险比率几乎相等；但也要考虑到，许多本来会在这个年龄组中、易患心脏病的男性，实际上已经死亡了。女性往往被诊断得较慢，治疗效果也较差；为打通堵塞的血管而植入的支架更少，出院时服用的推荐药物也更少。[2] 实验室研究中开发药物时使用的是雄性小鼠，然后在临床试验中主要用男性受试者进行测试，因而这些药物往往对女性不起作用（或需要的剂量有极大不同）。

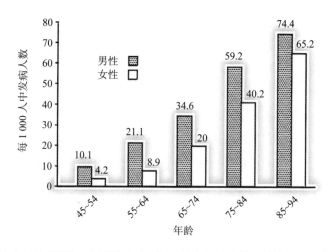

图 8-1　每年确诊的心脏病发作或患致命冠心病的成人患者数量（按年龄和性别划分）

在心力衰竭的患者中，男性和女性的人数比较平均。心力衰竭是一种慢性疾病，其主要症状是水肿、呼吸困难和疲倦；

在心脏或血管受到多种损害后发病，并随着年龄增长而发病率剧增。21世纪初，男性患者的死亡率较高（约30%），而在2012—2015年，男性和女性患者的死亡率几乎相同，主要是因为男性的生存率提高了。女性患者往往被诊断得较晚，诊断后存活的时间也较短。典型的男性心力衰竭模式是心脏收缩不良，这通常与心肌受损有关。然而，女性更有可能出现心脏正常收缩但僵硬的情况，因此在两次心跳间隙不能很好地放松。这被称为射血分数保留的心力衰竭（HFpEF），主要是由小血管的变化，以及心肌的纤维化造成的。（另外，心脏病发作时，女性更有可能出现心脏小血管的血流问题，而不是单根大血管的严重堵塞。）通常，HFpEF与糖尿病和肥胖有关。所有这些差异从何而来？是我们的基因所奠定的模式，还是激素波动的终身差异？抑或是性别塑造了我们的行为和生活方式？

遗传与性别

我们身体的蓝图就藏在每个细胞的细胞核内，包装成46束DNA。每一束，或者说每条染色体，都包含许多基因；每个基因产生一种构成人体细胞的蛋白质。染色体成对聚集（分别来自父母，各一条，组成一对）。大多数成对染色体大小相当，只有一对例外，那就是性染色体。女性有两条同等大小的染色体，称为XX；而男性只从母亲那里继承了一条X染色体，又从父亲那里继承了一条小得多的Y染色体。这就是XX和XY染色体，决定了生理性别，其直接影响是显而易见的：男性的Y染色体上有一些基因是女性没有的；但相应地，男性缺乏第二条X染色体作为后备。与其他45条染色体相比，Y染色体非常小，主要包含将女性身体模式转换为男性身体模式的编码指令。Y染色体上的*SRY*基因触发了胎儿睾丸的发育，它释放雄激素以影响婴儿的发育。X染色体更大，所携带的基因更多，包括免疫系统的基因。

父母各提供一组基因，意味着必须有一种机制让身体选择使用哪组基因，这就是表观遗传学起作用的时候。当基因在受精卵中会合时，无论它们来自母亲还是父亲，都带有不同的标记。这些表观遗传标记是附着在DNA上的化学基团，可以控制一个基因的表达强度。当我们讨论糖尿病时，我们看到，父母经历过饥荒或者有丰富的食物供应，这方面的生活经历可以通过表观遗传标记传给孩子。这就控制了孩子是否会以"节俭"的方式寻找和代谢食物，这种"节俭"方式是对食物缺乏的未雨绸缪。（趣味事实：克隆家猫非常困难，因为它的毛色是由表观遗传标记创造的，克隆的小猫往往看起来与原来的宠物非常不同。）

男性只有一条X染色体，只能来自他们的母亲；因此，某些疾病只能从母亲传给儿子（有趣的是，还包括男性型脱发）。女儿可能逃脱这些影响，因为她们的另一条X染色体上有另一个基因拷贝。身体随机在两条X染色体中选一条，让上面的各个基因表达，并使另一条染色体失活。然而，有时这种X染色体的失活并不完全，因此女性得到了剂量额外放大的基因。如果免疫应答相关的X基因被放大了，后果有好也有坏。一方面，女性一般都能更好地抵御传染病；另一方面，她们更容易患自身免疫病（比如红斑狼疮和多发性硬化），即身体的免疫系统过度活跃，错误地攻击和损害自身的器官。[3]

在新冠疫情防控期间，女性显示出比男性更高的生存率，但可能更容易出现长期健康问题。[4]将这种疾病的生物学原理拆解开来，并记住这些与性别有关的差异，我们就可以找到可能的原因。新冠病毒感染对心脏有巨大的影响，使得血栓更大更多，还有对血管内壁的损伤会促使血栓附着。这些血栓可能堵塞血管并引发心脏病。我们知道，已存在的心脏病或心脏病相关的基础病，比如高血压、动脉粥样硬化、肥胖等，可以预测谁最有可能没法从重症监护室活着出来。男性更容易患心脏病和众多潜在的基础病。女性感染的风险更低，因为她们的免疫系统更活跃，而且较少患上现存的心脏病。但是，当免疫系统再次紧张地运转和过度反应时，新冠病毒感染可能会在稍后引发第二波伤害。这是身体在攻击自己，对已经变得虚弱的心脏和肺部造成破坏。（像地塞米松这样的药物，被发现可以提高重症监护的存活率，其作用是抑制这种极端反应。）"长新冠"就是这种灾难性伤害的后果，其特征是持续数月的疲劳、呼吸困难和心脏问题。早期结果显示，女性受长新冠的影响最大。[5]我们可以在女性身上看到更强烈的免疫应答，这可能是这种自我伤害的原因，就像自身免疫病的情况一样。[6]有意思的是，虽然感染新冠病毒对老年人来说最危险，但长新冠似乎更多地发生在中年女性身上。我们可以做出假设：是女性年龄的增长抑制了免疫系统，降低了相关风险。

因此，生理性别对心脏来说至关重要。男性和女性之间在心脏病方面的一些差异，已经融入我们的基因。但是，正是激素水平的终生波动执行了遗传指令，并在为我们的生殖角色编写剧本的过程中，扩大了两性之间的差距。

在激素汤里熬煮

科学家经常被人嘲笑，不仅仅是因为他们的服装品位。我们做的试验似乎毫无意义，因为"每个人都知道"一个特定的事实，所以它"只是常识"。这种现象在性、性别和激素的世界中比比皆是。很明显，直到大约 60 岁，男性都比女性更容易患心脏病（如图 8-1 所示）。所以这一定是激素的作用，对吗？简单地说，男人有睾酮（对心脏不好），女人有雌激素（对心脏好）；当雌激素在更年期消失时，女人也面临同样的风险。这里有一些事实：这两种激素都对血管和血栓有强烈的影响，所以我们有很多理由可以预测它们会影响心脏病。在青春期，因肥厚型心肌病而猝死的风险上升；而更年期后，患 Takotsubo 综合征的可能性更大。这都很有意义。只不过，当你深入了解时，你会发现还有很多未解决的问题。

首先，睾酮和雌激素并非与某个性别单一联系。睾酮在体内不断地转化为雌激素（或者准确地说是雌二醇，因为雌激素是一类化合物的统称）。成年男性的雌二醇水平约为成年未绝经女性的 20%。卵巢同时产生雌激素和睾酮，年轻女性的睾酮水平也可以达到普通男性水平的 20%。这两种激素的水平在两种性别的人体内，都会随着年龄增长而下降。睾酮在更年期女性的激素替代疗法中是一种非常有用的补充，而衰老的男性体内雌激素与睾酮的比率变大会导致性欲低下和中年肥胖。

鉴于这种生物学上的分界线具有模糊性，我们不应感到惊讶的是，在男性和女性中都可能存在着可感知的性别流动性。现在，越来越多的人认识到他们与自己的出生性别不一致，并寻求进行变性手术。通常，第一阶段是抑制他们体内现有的激素，并施用所需性别的激素。由于心脏病与性别有如此明显的联系，跟踪这种激素转换的影响一直很重要。即将公布的数据还处于早期阶段，但已经出现了一些非常有趣的发现。[7]

第一点令人惊讶的是，睾酮并不是我们想象中的坏家伙。向男性过渡的女性如果进行睾酮补充，显示出来的对心脏的不良副作用非常少。当然，这些人必须与未接受治疗的同龄女性以及未接受治疗的男性进行比较，这使得情况变得更加复杂。令人欣慰的是，这些人并没有表现出男性的冠心病或心肌梗死模式。这些人患高血压的风险略有增加，但血液胆固醇指标是变化的，有些甚至有所改善。第二点令人惊讶的是，正在向女性过渡的男性并没有从女性的心脏病保护模式中受益。在一些（但不是全部）研究中，他们患心肌梗死和高血压的风险增加。血栓形成和脑卒中的风险甚至更大，这与凝血活性的增加有关。就像已知雌激素有促凝血作用那样，现在这种作用被添加到了向女性过渡的男性的心血管疾病风险中。

但归根结底，这或许并不那么令人惊讶。多年来，医生一直进行尝试，给激素缺乏的男性或女性补充激素，也一直被挫败，因为事实证明他们的过分简化假设是错误的。睾酮治疗一直存在争议，因为男性这个性别和心脏病之间存在关联，所以这种治疗方法接受了大量的审查。但当我们试图治疗一些会减少睾酮分泌的特定疾病时，让患者的睾酮恢复到正常水平，似乎没什么问题。

对因年龄导致睾酮不足而出现症状的男性来说，事情并不那么简单。[8] 心血管疾病随着睾酮水平下降而变得更加常见，但这是一种因果效应，还是说只是健康状况不佳的一般标志？降低睾酮水平以治疗前列腺癌，并没有显示出心脏病患病率的增加，所以年龄导致的睾酮水平下降可能并不重要？给老年男性或心脏病患者使用睾酮，似乎有可能产生有益的效果：减少肥胖和糖尿病，并提高运动能力。然而，一些研究表明，老年患者接受治疗后患心脏病的风险可能会增加。对许多研究进行的两项大型荟萃分析得出了相反的结论，提供不了帮助。这一切都令人非常困惑。

HRT鸡尾酒

我们对更年期雌激素水平下降的女性进行治疗，来保持她们的心脏健康，结果同样令人困惑和沮丧。[9] 当激素水平开始下降时，女性会出现许多衰弱的症状（潮热、疲倦和失眠），正是这些症状而非对心脏健康的关注，促使她们寻求帮助。起初，心脏健康似乎确实受益于HRT（激素替代疗法），只需比较更年期前后接受治疗的女性与普通女性即可得出结论。但取得这种效果的一部分原因仅仅是，那些寻求HRT的女性也在其他方面关注自己的健康：她们一般都比较富裕，也比较容易获取信息。当第一项大型对照研究完成时，结果令人震惊：接受治疗的女性患心脏病的风险似乎增加了！不仅如此，她们患乳腺癌的风险也增加了。诚然，HRT对提升骨密度有好处（因此减少了骨折的可能性），并降低了结肠癌的发病率；但总体来说，HRT的受欢迎程度直线下降。

这种对HRT的恐惧遗留的问题一直难以摆脱，但科学家正在争论的是一种更平衡的观点。[10] 更多的试验已经完成，针对的是不同年龄段的女性和不同的激素组合。在健康的早期绝经女性中（60岁以下，或绝经前10年内），治疗期间的死亡率降低了40%。重要的是，这种益处在治疗后和之后18年的随访中一直存在（对骨密度的影响也在这段时间内保持着）。在老年女性、离绝经期更远的女性，以及有其他健康问题的女性中HRT则表现不佳。更年期症状最严重的女性更有可能存在以后发展出心血管疾病的风险，这些女性从HRT中获得的对心脏健康的益处最大。根据女性的个体情况调整雌激素的剂量，以及与孕激素混合使用，也可以减少副作用并增加对心脏的益处。

乳腺癌的风险确实存在，但需要综合考虑。在1 000名45~79岁的女性中，会有23人被诊断出乳腺癌。乳腺癌的治疗效果很好，现在诊断后的五年生存率超过90%。接受5年的

HRT相关的额外诊断（未死亡）有 6 例；与之相比，吸烟会多出 3 例，中度的酒精摄入会多出 6 例，超重/肥胖会多出 4~17 例。定期的体育活动可以减少 10 例。目前，医生和科学家试图说明，绝经后短期内接受 HRT 的健康益处超过了被诊断乳腺癌的潜在风险，而许多女性被不公平地剥夺了这种重要的治疗。

隐形的女性

女性在心脏病发作后的情况更糟糕，这一点已经可以从许多研究中清楚地看到。她们不易得到正确的诊断，不易得到最好的手术治疗，也不易在出院时得到最佳的药物治疗。这一切都不可思议，但是否可以理解？让我们逐一看看医生给出的理由，看看它们是如何成立的。通常，医生给出的第一个借口是没有那么多的女性心脏病患，所以看到女性心脏病发作是"意外"。如我们所说，女性的心脏病发病率确实较低，但这远不能说是一个罕见事件。相对每 10 名患有心脏病的男性，医生预期会遇到 3~5 名年轻女性患者，但会有 7~8 名老年女性患者。就脑膜炎而言，一名普通医生在其整个职业生涯中可能只会遇到一两个病例。考虑到一个人一生中可能患上的所有心脏病类型，大约有 21% 的女性死亡是由心脏病导致的，而男性的相应比率为 24%。对一名临床医生来说，在急诊室看到一位患有心脏病的女性，无论怎么说也不能称之为"意外"。

第二个普遍存在的借口：女性的症状奇怪，不可预测。现实情况是心脏病发作的症状本来就多变，而且男女之间的症状有很大的重叠性。典型的症状是压迫性胸痛，经常向手臂和下颌放射。这在男性和女性中都是最常见的症状，尽管女性比男性更有可能经历背部疼痛。男性和女性都可能感到恶心、出汗或头晕，而在女性身上这可能被认为是一种焦虑发作。呼吸急促和疲倦也是很常见的症状，女性到急诊室就诊时出现呼吸困难、疲倦或恶心症状的可能性更大一些。正如我们已经强调的那样，会有相当数量的女性因心脏病发作而来到医院，所以不应该有任何借口对这一系列症状一无所知。

一旦怀疑患者有心脏病，治疗的标准和指南就会非常明确。医生应该认识到女性的心脏病，应该给她们提供最佳的护理标准。然而，现实情况并不是这样的。临床医生在治疗女性患者时不太坚守指南，往往让她们带着镇痛药回家，而没有使用目前可用的充沛的治疗方法。[11] 女性不易接受"金标准"治疗，即打开血管，用支架恢复血流。一项对超过 10 万名住院患者的研究看到，男性接受这些再灌注治疗的次数比女性多 20%，而且在医院期间的生存可能性几乎是女性的两倍。[12] 即使女性患者确实得到了治疗，也没有那么迅速。从第一次接触医生，到抵达导管室进行再灌注的时间至关重要：每延迟 5 分钟，死亡的风险就会增加 5%。研究发现，女性患者被转移到导管室的过程明显不如男性患者迅速，这导致了更高的死亡率。然而，最令人震惊的统计结果表明，只有当医生是男性时才会发生这种情况。为什么会这样呢？

"歇斯底里"的女性

　　临床心脏病学传统上是一个以男性为主的职业：有时被称为"男孩和玩具"[①]，因为有许多设备可以植入心脏，据说这吸引了男性临床医生进入该学科领域。英国雅典娜性别平等计划在我就职的大学里运行了大约 10 年，并做出了许多调整，以减少招聘和晋升过程中的偏见。到 2020 年，我们已经使心脏病学的女性科学教授数量增加到与男性的数量大致相等。然而，在我们的附属医院，女性临床教授的人数仍然顽固地停留在男性人数的 10%，雅典娜性别平等计划在很大程度上被忽视了。在美国，超过 50% 的医学院学生是女性，但这一数字在执业的介入心脏病专家（使用支架治疗心脏病发作的人）中降至只有 4.5%。[13] 这种差异似乎是对因心脏症状就诊的女性治疗不力的关键所在。

　　关于医生性别和治疗的最大型研究来自佛罗里达州居民的经验，他们当中有 130 万人因心脏病发作而入院。[14] 与男医生治疗的女性患者相比，女医生治疗的女性患者的存活率要高 2~3 倍。男医生如果有过治疗女性的良好经验，确实会提高他们的成功率——他们每多接诊一名新的女性患者，其治疗的患者生存率都会有明显的提高。更有趣的是，团队中女性临床医生的数量对与她们一起工作的男性产生了很大的影响。较高比例的女医生既提高了团队的整体成功率，也提升了团队中的男医生治疗女性的

----

① 　男孩的英语是 boy，玩具的英语是 toy，在英语中两者押韵。——译者注

能力。该研究得出的结论是，要帮助女性患者，最好的方法是建立一个性别平衡的团队，而不是等待个别男医生积累经验并以早期的失败为代价。

话说回来，要弄清楚某种效应是不是对女性的偏见造成的，有一个线索是观察其他弱势群体是否也有同样的情况。同样的医患匹配现象也发生在种族方面，少数种族的患者在接受同种族的医生或少数种族医生比例较高的团队治疗时表现更好。当匹配良好时，医疗资源的使用率和对结果的满意度都会上升。[15] 这是更广泛认知的一部分，即在美国和英国的医疗服务中存在着许多基于种族的不平等现象。[16] 我们不难预测少数种族女性身上体现的模式，她们在医疗保健方面处于双重不利地位。[17]

是什么原因让男医生区别对待女性患者？什么行为或特征会引发临床医生的这种反应？这就是社会性别和生理性别之间的区别真正起作用的地方。我们每个人都有一系列传统上被认为是男性或女性的性别属性，独立于我们的生理性别；重要的是，如果同样的属性由一名男性或一名女性表现出来，可能会得到不同的评价。你是害羞、温柔、富有同情心的人，还是自信、敢于冒险、有个性的人？有一个测试，你可能想试试，叫作贝姆性别角色量表，用于评估你的行为有多"男性化"或"女性化"——我们所有人几乎都会落在两个极端之间。[18] 我们的家庭环境也会影响人们对我们的看法，比如作为家庭的主要经济来源、高收入或做大部分家务等。所有这些都会影响我们的"男性化"或"女性化"形象。当比较社会性别和生理性别如何影响治疗时，是感知到的性别（"女性化"得分相对"男性化"的强度）造成了治疗和结果的差异。[19] 例如，"女性化"患者（无论生理性别为男性或女性）在出院后因症状复发而返回医院的可能性高出了3倍以上。从本质上来说，以一种被认为是传统女性的方式行事，会使你在男性医生眼中的地位下降——你的痛苦有更大的可能性被视为过度夸大、不准确或"歇斯底里"。

长期以来，无法控制的情绪过剩一直被与女性联系在一起，并经常被归类为一种身体或精神的疾病。希腊人将"歇斯底里"称为"hysteria"，意为游走子宫（"hystera"是子宫的意思）；直到弗洛伊德的时代，人们才在男性身上认识到同样的行为模式。医生艾莉森·麦格雷戈在她的《性别攸关》一书中描述了处于疼痛中的妇女有多么难说服治疗她们的医生，让他们相信疼痛严重。[20] 她们越是抗议并试图说服医生，她们的行为就越被视为"歇斯底里"。来自更感情外露型文化的女性，会有一个更艰难的时刻。如果她们在成长过程中一直被鼓励展现自己的情绪，那么在急诊室里这可能对她们不利。正如麦格雷戈所说，作为一名女性，你最好能带一名男性来解释。

最后，回到Takotsubo综合征患者身上，我们可以看到，她们处于生理性别和社会性别差异的风暴中心。她们的症状是肾上腺素生理激增的直接结果，但往往是由严重的情绪困扰催生的。其根源是情感，但对心脏的影响是生理上的。这些女性首先要面临一个很大的问题，就是不被人相信。从某种意义上说，如果她们能做心脏影像检查，她们就是幸运的，因为至少会有一个可视的身体征象。有多少人没得到诊断就回家了？在我的同事专门研究Takotsubo综合征的医院里，有一群忠诚又有才华的女性，她们已经从疾病中康复，但仍继续帮助我们进行研究。这些女性对于被信任简直是感激涕零。她们来自各行各业，其中许多人在工作上有很高的成就或担负着广泛的责任。在所有其他方面，她们都习惯于让人听到她们的声音，并得到尊重。她们来到我的临床同事这里时，往往已经被从一个医生推给另一个医生，甚至被从一个医院推到另一个医院，但从来没有得到正确的诊断或对她们的经历的明确解释。现在，她们的朋友和家人可以理解，这是一种真实的疾病，而不是她们想象出来的产物。最后，很明显，她们没有"歇斯底里"。

在这一章和前面的章节中，我试图说明新科学如何揭示心脏的秘密。我们已经发现了许多威胁，有旧有新，这使我们对唯一的心脏那令人难以置信的强悍报以赞赏。我们已经看到了目前的疗法是如何发挥作用的，以及它们何时、为何失败。现在，我们将前往科学的前沿，仿生学、机械人、基因编辑和人造心肌的出现将我们带到了科幻小说的疆域边缘。我将帮你了解科学家要如何不断提高他们的水平，才能配合演化在心脏这台精巧机器中的创造。

机械心脏

电影《在云端》中，乔治·克鲁尼饰演的角色提出了一个在机场节省时间的建议；他劝告人们在安检队伍中永远不要排在老人后面，因为"他们的身体里到处都是隐藏的金属"。的确，在现代医学中，植入金属或塑料装置已经悄然成为一种普遍现象。在这张金属负荷的名单上，与关节一起排在首位的是心脏。支架、心脏起搏器、人造瓣膜和除颤器很常见；然后是新一代的无线记录设备；最后还有部分或全人工心脏。我们已经习惯了在手术室里用旁路机和其他设备来接管心脏功能。技术的快速发展使所有这些成为可能，或者极大地改进了它们的功能。这些创新使你的智能手机更好、你的汽车更轻、你的电视更清晰，同样已经被用来为你的健康服务。我一开始将向你展示相对直接（但仍然非常复杂）的技术，即对心脏搏动速率和节律的控制；逐步发展到用机械心脏取代整颗心脏的巨大挑战，这是一座我们尚未征服的珠穆朗玛峰。作为背景知识，要知道对第一个全人工心脏项目的开发是与登月项目同时启动的，但直到今天我们仍然没能造出一个能够提供给晚期心力衰竭患者的替代器官。

跟上节奏

心脏起搏器是使用得最频繁的设备之一，在美国，每年有20万个人工起搏器被植入。[1] 当心脏内部自带的起搏器开始出现故障，或者心肌无法响应其信号时，人工起搏器可以提供稳定的节奏。由于人口老龄化，以及更多人认知到有多少患者可能从心脏起搏器中受益，它们的使用量正在增加。起搏器通过手术植入锁骨下方，电子导线通过静脉进入心脏，然后固定到位。来自心脏起搏器的脉冲以恰如其分的时间间隔触发心跳，对心跳异常低频或不规律的人来说特别有用。最初的心脏起搏器只能以固定的速率搏动，但现在智能手机或手腕设备中的加速器使心脏起搏器能够随着你的行走速度增加而加速。[2]

植入体内的任何人工装置，面临的最大问题之一是感染。心脏起搏器被完全包裹在体内，所以至少没有来自外部的感染需要处理。然而，从设备主体进入心脏的长导线是一个潜在的细菌滋生地，通过血管传播的感染是一个主要的并发症来源。新一代的无导线起搏器正在寻求解决这个问题的方法。[3] 组件的小型化技术使这些微小的设备大约与吉力贝怪味豆一般大，可以直接植入心脏（图9-1）。身体有一种自然反应，就是在任何非生物材料周围生长组织，被称为"异物反应"。这会将微小的心脏起搏器包裹起来，使其远离血液供应，减少感染和血栓形成（这是植入材料面临的另一个危险）的可能。

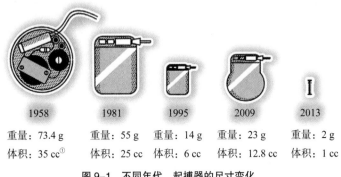

图9-1　不同年代，起搏器的尺寸变化

　　电力供应需求是植入设备持续面对的另一项挑战；而随着小型化设备的发展，电力需求也在减少，一个无导线起搏器可以持续使用10~15年，无须更换。[4]

　　控制搏动节奏也在其他方面对衰竭的心脏有益。重要的是，负责在高压阶段推动血液在体内流动的左半心脏，需要与负责将血液送入肺部以获得氧气的右半心脏精确同步。科学家观察到，当心力衰竭的心脏严重增大时，心脏的两半可能开始变得稍微有些不同步，而这往往是由于穿越左心室的电脉冲活动减慢所致。心脏再同步化治疗（CRT）用起搏器使两侧心脏恢复协调，并且成功改善衰竭心脏的心输出量，提高存活率，还能缓解一些呼吸困难和疲劳的症状。

_____

① cc是一种容量计量单位，1cc = 1立方厘米。——编者注

使CRT实现无导线化是一个更大的挑战，因为导线必须横跨左右心室并通信互联。目前正在开发带有通信模块的新型起搏器，以便它们能够在搏动上协调。两个或三个无导线心脏起搏器被安置在心脏周围，一起工作，能最好地决定发出信号的时间。它们发出的信号不能干扰心脏的自然电活动，这意味着不能使用常用的射频。取而代之的是发射非常高频率的信号，这样就不会干扰心脏，本身也具有抗干扰性。这些信号几乎以光速传播，每次脉冲包含多个信息。[5]第一批小规模的研究于2019年开始，其中一项对100名患者的研究显示对心律的控制是成功的。[6]

对心脏节律最具破坏性的威胁是心室颤动，这种扭来扭去的"蠕虫袋"型心脏会催生心源性猝死。现在，除颤器在工作场所、火车站和大型商店很常见，但在大脑缺氧造成不可逆性损伤的"黄金4分钟"，并没有太多的时间跑去拿工具包。现在，除颤器被植入高危患者的心脏，以感知异常的心律并直接向心肌提供内部电击。传统的植入型心律转复除颤器（ICD）有一块高能电池和被充电到高电压的盘状导线（电容），从而能够提供高能量的电击。遗憾的是，电池的微型化还不足以满足这些非常高的功率要求，不过随着技术取得新进步，导线本身的尺寸已经缩小。

像CRT一样，这个理念正被用于ICD：在心室里带有一块无导线电池，有一个单独的设备来检测异常心律并触发电击。[7]这一次，研究人员正在研究射频近场效应，就是让你的非接触式银行卡能够工作的那种技术，以实现连接。检测和通信系统的准确、高效是非常重要的，然而事实上，在美国每年植入的 7.5 万台 ICD 中，只有相对少数的 ICD 能够最终发出拯救生命的电击。[8] 这种准确性对捕捉罕见但危险的心律失常来说是很重要的，但这并不是唯一的考虑。每次电击的感觉就像胸口被踢了一脚，这就是你可能从外用除颤器中得到的感觉。如果额外的不必要电击过于频繁，就会毁掉患者的生活，因此设备必须足够"智能"，以忽略更小的事件或一般的电噪声。能够从经验中学习的算法和通信技术的创新，正在推动心律失常治疗设备的巨大进步。

来自心脏的信息

如果心脏内的设备之间可以进行通信，那么我们是否可以从心脏向体外通信？改变心脏起搏器、CRT 和 ICD 游戏规则的是无导线设备，它将传感器与刺激器分离，并在两者之间发送信号。分析来自传感器的信息，对了解疾病的进展及其对治疗的反应来说将极为有用。远程监测传感器（如前面提到的 Fitbit 智能手环）可以发回有关心率或血压的信号，这非常有价值，但它们不能直接从心脏本身进行测量。通过内部传感器获取信息，将向前迈一大步。

循环记录器是这一预见的第一项成果，这些小型化的传感器被植入一段固定的时间，用以传输和存储电数据，然后取出来。这对未诊断出心律失常的患者来说是天赐良机，因为这些患者往往在晕倒后才被发现心律失常，他们通常不得不佩戴 Holter

监护仪（动态心电监护仪）。Holter监护仪是医院里的静态心电图检查的便携版本，它的导线连接在你的胸部，用于连续记录心律。因为它的记录时间远长于静态心电图记录的短短几分钟，所以它更有可能捕捉到心律失常。尽管Holter监护仪的设计已经通过小型化技术得到了改进，大小与一副扑克牌差不多，但你只能在脖子上佩戴顶多几天，再长时间的话仍然会感到受限。而对那些有随机性或间歇性心律失常的患者来说，即使是记录三四天也可能时间太短了。

微型循环记录器大约2.5厘米长，只需几分钟就可以植入你心脏上方的皮肤之下。[9]传感器连续监测你的心率，每次存储几分钟的数据。如果在此期间没有出现心律失常，记录就会被清除，并存储新的数据。如果检测到心律失常，就会触发警报，并通过互联网连接将信息发送给临床医生进行诊断和治疗。如果感到不舒服或感觉到不对劲，你可以按下一个按钮来记录时间，将循环记录器上的骚动与实时事件联系起来。循环记录器可以在固定位置放置数年，或者在不需要或电池没电时取出（只留下一个微小的疤痕）。

那些旨在发送有关心脏收缩功能的复杂信息的最新设备，更有雄心壮志。心肌收缩的主要功能是在心室内产生更大的压力，以便在每次搏动时迫使血液流出。衰竭的心脏收缩时只能产生缓慢、微弱的压力变化；在舒张过程中，压力仍然高于正常水平，因为还有多余的血液没有射出。这些功能性障碍会转化为疲劳的症状，以及肺部周围和四肢的水肿。心力衰竭患者可能病情保持稳定多年，但在急性期这些症状会恶化，他们必须到医院来调整用药。这对患者和医疗卫生保健系统来说，都是一个巨大的负担。

值得注意的是，在症状出现之前，往往有一系列的警示信号，此时心脏内部的压力变化情况已经开始恶化。最新的内部监测器有一个压力传感器，可以通过导管植入，以避免开胸手术，并连接到两个心房之间的心脏壁上，由一个佩戴在肩上的外置包提供电源并转发信号。[10] 所有的数据都存储在云端服务器上，供临床医生研究；后者可以联系患者或其护理人员，改变药物治疗方案。在患者知道自己病情恶化之前，系统就会进行干预，以预防即将发生的疾病，并节约住院时间。

到目前为止，我所谈到的所有设备都旨在感知或纠正心力衰竭或心律异常的特定方面。然而，治疗的必杀技是对衰竭心脏的完全替代。50 多年来，我们在技术和材料方面取得了那么多进展，我们是否更接近这一目标了？

不可能的机器

心脏这项工程有多完美，我们在试图模仿它的时候就有多失败。全人工心脏的制造史中，穿插着精彩的创新和持续的临床失败。1962 年，约翰·F. 肯尼迪向科学界提出挑战，要求在 10 年内实现人类登月并将其安全送回地球。1964 年，心血管外科医生迈克尔·德贝基说服美国总统林登·B. 约翰逊资助一项计划，以开发第一颗功能齐全的独立人工心脏，发起了一场在登月前成功制造全人工心脏的竞赛。1969年，这两个目标显然都实现了，得克萨斯心脏研究所在阿波罗11号发射前三个月植入了第一颗全人工心脏。尽管登月使航天飞机、火星车和国际空间站得以出现，以及（在长期的沉寂之后）最新的目标是开发月球基地，将我们带到火星；但可靠的、可投入使用的全人工心脏仍然遥不可及。

一开始，人工心脏的目标是终生替代失效的器官。这是一个很高的标准，最初的设计有一个外部压缩机，其空气管道穿过皮肤进入患者的身体。压缩空气对涤纶材质的抽气袋或囊进行充气和放气，袋/囊折叠和膨胀以取代周围囊体中的血液。虽然把压缩机放在体外有用，这样机械部件（最容易磨损）可以很容易地更换，但也使它成为一台笨重的设备，需要和患者一起被推着走。很难想象，如何在给患者提供这种设备的时候，还指望他们能过上几年正常（哪怕是部分正常）的生活。

然而，人工心脏的历史也与心脏移植的历史交织在一起。在20世纪60年代初，这只是一个充满希望的梦想；但到了1967年，开普敦的心脏外科医生克里斯蒂安·巴纳德进行了首次成功的心脏移植手术。现在，这些人工心脏的使用目的改变了。它们不需要适用终生，只需维持患者活到遇到可供移植的捐赠者。与许多高度试验性疗法一样，第一个案例是在一名已经没有其他选择的患者身上进行的手术。一名47岁的男性接受了手术，以修复左心室的巨大动脉瘤，该动脉瘤已使心脏壁变薄、肿胀。他接受着心肺机的支持，心肺机绕过心脏，保持血液在全身流动。然而，由于他的心脏过于虚弱，当手术结束时他无法脱离心肺机，亟须进行移植手术。德贝基的同事丹顿·库里为他提供了新型试验性全人工心脏，这名患者的身体在新设备的帮助下保持了 64 个小时的稳定状态，直到找到了匹配的捐赠心脏，然后接受了移植手术。[11]

起初，这似乎是全人工心脏的胜利，但不幸的是，患者在 32 个小时后因脓毒症死亡。不仅如此，该装置还破坏了血液和肾脏，可膨胀囊壁上盖满了血栓。这预示了一系列的问题，这些问题将继续阻挠科学家和工程师对这一方案进行研究。感染和脓毒症对任何有导线必须永久性穿过皮肤的设备来说都是持续的挑战。推动血液的设备会改变血液的成分，异物的外表面会导致血液凝结，从而导致脑卒中和血管破裂。第一批"贾维克心脏"，即接下来的迭代全人工心脏之一，被植入 5 名患者体内，其中 1 名活了 620 天。但其中 2 名患者出现了严重的脑卒中，最终都死于脓毒症或血液病。

心脏移植手术也有一个不稳定的开始，巴纳德的第一名患者仅在 18 天后就死亡了。在英国接受心脏移植的第一名患者，由伦敦国家心脏医院的心胸外科医生唐纳德·罗斯进行移植手术，只存活了 45 天，总体成功率仍然令人失望。这里出现的问题不是手术的技巧性或新心脏的初始性能，而是接受者与捐赠者的免疫系统不匹配。尽管捐赠的心脏尽可能地与患者的主要组织型相匹配，但必须抑制免疫系统，以防止心脏被排斥。抑制免疫系统的药物在早期并不十分成熟，但在 20 世纪 80 年代初，环孢素的开发掀起了一场免疫抑制的革命，极大地提高了心脏移植的成功率。现在，心脏移植因成功而反受其累，需要接受移植的患者比捐赠者多得多。尽管英国有超过 75 万名心力衰竭患者，但每年只进行了约 200 例移植手术——世界各地的移植手术数量差不多。为了填补这一空白，科学家一直在对猪进行基因改造，使它们的心脏能与人类免疫系统相兼容，这样猪心就可以在不被排斥的情况下移植给患者。事实证明，这非常复杂且具有挑战性，但第一批临床移植已于 2022 年开始。

然而，心脏移植的成功重振了对全人工心脏的探索，更可实现的目标是在找到捐赠者之前维持患者的生命，即成为"通往移植的桥梁"。几十年来，因为更多的生物相容性材料、更好的瓣膜设计和更有效的血流处理，这些改变令人工心脏技术得到了改进。已经取得了一些成功：一项研究显示，使用人工心脏的患者有 80% 存活了超过一年，有些甚至存活了 6 年。[12] 人工心脏支持患者等到移植的最长时间纪录是 1 373 天。[13] 但严重的感染并发症仍很常见，而到达人工心脏完全治疗的"目的地"仍是一个遥远的梦想。

与此同时，对"通往移植的桥梁"的迫切需求使技术走向了另一个方向。与其完全取代衰竭的心脏，不如通过协助血液流动来支持它。心室辅助装置（VAD）通过完全不同的路径将血液从心室中抽出，并在高压下将其推入主动脉（图 9–2）。这增加了心脏射血量，从而放大了有效的心输出量。它还解决了设计全人工心脏的工程师遇到的另一个问题：如何平衡左右心血流。左心室/体循环中的血液量必须与右心室/肺循环中的血液量非常接近。每天有 10 万次心跳，即使每次心跳时左右心血流量只有一茶匙的差异，加起来也会有 500 升血液去了错误的地方。心脏已经演化出复杂的生物机制，以确保这种情况不会发生，但工程师在尝试用反馈系统做同样的事情时，遇到了巨大的挑战。对 VAD 来说，无论是右心室还是左心室（后者更常用）都可以被独立支持，这样一来就解决了这个问题。

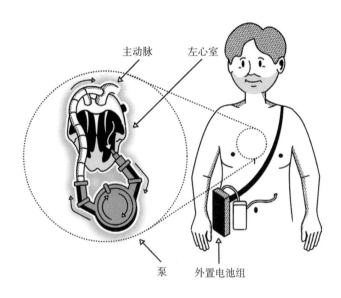

主动脉　　左心室

泵　　外置电池组

图 9-2　左心室辅助装置：血液从左心室的顶点泵出，并排入主动脉，以补充从心脏射出的血液

左心室辅助设备（LVAD），已经在终末期心力衰竭患者的护理中掀起了一场革命。现在，全世界已经有超过 15 000 个

LVAD被植入，大约 1/3 的终末期心力衰竭患者现在靠LVAD支持生命。LVAD的目的通常是为患者提供通往移植的桥梁，但事实上，捐赠心脏的短缺意味着患者往往在LVAD的支持下坚持数年。7 年生存率超过 50%，并且有报告称患者依赖这些设备活了13 年。因此，LVAD本身已经成为一种首选的疗法。[14] 同样，技术在不断进步，更新的LVAD的性能更好。有一个突破性的想法是不再模拟心脏的搏动，转而保持血液的持续流动。旋转的桨叶（叶轮）推动血液连续运动，产生平滑的、不间断的流动。这样会产生一个奇怪的副作用，即创造出一个没有脉搏的患者，可能会让毫无防备的医生感到不安；当患者的身体适应新的血流时，也会出现一些不必要的副作用。外置电池组仍然会令人感到不便，也是一个感染源；基于电磁感应（家用电磁炉的原理）的经皮传递能量的系统正在开发之中。LVAD装置仍然需要一个小型的植入式电池，以防临时性的设备故障；而且，我们已经知道外置电池组会被抢手提包的小偷从患者身上抢走。

对完全可植入的全人工心脏的探索仍在继续。试图开发外部经皮装置以完全满足心脏的需求是最大的障碍。全人工心脏的规格要求它在 110 毫米汞柱的血压下每分钟泵送 8 升血液。[要是生物动力储存分子腺苷三磷酸（ATP）不在细胞中持续更新，那么每天需要的腺苷三磷酸的数量将超过你体重的一半，才能为你的心脏提供动力。] 压缩机已被小型化，变得更便于携带，但将它们完全植入体内一直是一个难题。看起来 VAD 技术可能是一个解决方案，它完全摆脱了压缩机，转而使用叶轮设备，左右两侧VAD一起工作。[15] 这个解决方案似乎很诱人，但没有人认为前路会一帆风顺。数年来的多次失败，无疑使科学家对心脏的自然工程生出谦卑和敬畏。

生命的礼物

在故事的最后一个转折点，工程师和移植外科医生的不懈努力汇聚到了一起。当然，如果没有先进的体外循环机，移植就不可能实现，因为在将衰竭的心脏换成捐赠器官的过程中需要用它来支持身体。在移植手术中，看到患者依靠体外循环机躺在手术台上，胸腔空空如也，旧的心脏已被摘除，捐赠的心脏等待植入，这一幕总会令人紧张不安。更为复杂的是，体外循环系统如ECMO（体外膜氧合），在极端情况下可以延长对心脏和肺部功能的替代，并可以维持数周。需要ECMO的人患有严重的、危及生命的疾病，使他们的心脏或肺部无法正常工作。例如，ECMO是在危及生命的情况下使用的，比如应对感染引起的严重肺部损伤或严重心脏病发作后的休克。

归根结底，瓶颈在于可供捐赠的心脏数量远低于所有等待中的患者所需的数量。将捐赠者的心脏数量与等待名单上的患者进行比较是一种误导，因为只有最紧急的病例才能进入等待名单。通常情况下，一个捐赠者可能是一个创伤性事故中的年轻受害者，比如被摩托车撞倒后头部受创，脑干死亡，但心脏仍在跳动。临床医生必须在患者家属最痛苦的时候请求他们捐献出患者的器官，这是一个可怕的冲突，因为家属会明白这是希望的终结。鼓励人们携带捐献遗体登记卡的运动，或者更新的立法能在家属不拒绝的情况下假定捐赠，都可以在某种程度上解除家属做选择的负担。高度组织化的网络，可以在 6 个小时的可用时间窗内，将心脏空运到遥远的目的地，这意味着几乎不会有捐赠的器官被浪费。

但是，即使采取了这些措施，捐赠者的数量也没有快速增长，部分原因是机动车安全性的提高减少了外伤性创伤和死亡。此外，处于最佳状态的捐赠器官越来越少，因为部分人群的健康状况更差，可能会降低可用心脏的质量。现在的捐赠者平均年龄偏大，在美国，捐赠者的体重也稍重。在欧洲，越来越多的捐赠者来自脑卒中或脑出血死亡的人，而较少来自因头部创伤死亡的人。在美国，头部创伤仍然是捐赠者最常见的死因，可能是因为持续出现的枪支事件，而药物过量造成的死亡比例也很大。[16]吸烟的捐赠者变少了，有糖尿病或高血压病史的捐赠者却变多了。虽然捐赠者的健康状况在变差，但被认可为适用状态的心脏状态变好了。部分原因可能是一些最新的技术——器官护理系统（OCS）。

在我的实验室里，我们使用了一个巧妙的技巧来保持心脏在体外的功能，这是由奥斯卡·朗根多夫在 1895 年首次发明的。正常情况下，血液会从左心室通过主动脉射入身体，要经过主动脉瓣；冠状血管的入口就在主动脉瓣的外面，冠状血管为心肌本身供血；通过主动脉向后的液体会关闭主动脉瓣，迫使液体进入冠状血管。因此，如果我们将一根管子连接到离体心脏的主动脉上，就可以让含氧的糖盐水通过冠状血管。这样可以保持氧气和营养素在心肌中流动，并保持心脏功能。

器官护理系统利用这一技巧，在捐赠的心脏被运送到等待移植的患者手里这个过程中对心脏进行灌注。[17] 持续不断的含氧气和营养素的温热灌注液，增加了心脏保持足够良好的条件以供进行移植的时间，这反过来也增加了心脏被运送的范围和可能受益的适用人数。我们还可以更清楚地看到心脏的状况，并拒绝不合格的心脏。这提高了移植手术长期成功的概率。有时，心脏功能甚至通过器官护理系统得到改善。肾上腺素经常因为头部受伤和创伤性死亡而大量释放，这可能会产生一种类似Takotsubo综合征的问题，抑制心肌的功能。与Takotsubo综合征一样，这是可逆的：待在器官护理系统里，心脏的功能开始恢复。对幼儿捐赠心脏的抢救和保存，让幼儿患者也能用到捐赠心脏库。[18] 即使心脏在外科医生扭转颓势之前停止跳动了，也可以连接到系统进行评估，有时还可以抢救。[19] 每一颗新的心脏都缩小了"心力衰竭最后阶段的绝望患者"与"拯救生命的移植手术"之间的差距。

因此，仅靠工程学还不能取代心脏，但它可以为患者提供一些帮助。现在，科学可以带我们去哪里取得下一个进展，最终让我们重新获得所需的正常发挥功能的心脏？

干细胞能帮我们培育
新的心脏吗？

"干细胞"这个词总是出现在新闻里，伴随着兴奋的科学家欢呼着又一次取得突破。那么，为什么我们不能在冰箱里放一颗备用心脏，以备我们的心脏开始磨损时使用？在这一章中，我将区分炒作与现实，并向你展示我们的可替代器官之旅走到哪里了。

首先，干细胞科学到底有多惊人，怎么赞誉都不为过。一个了不起但鲜为人知的事实是，胎儿发育过程中进入母亲体内的干细胞将伴随母亲此后的生命历程。当母亲怀上男宝宝时，我们可以从她体内拣选出这些细胞，因为它们有 1/2 的 DNA 来自婴儿的父亲。即使距离七八十岁女性上次怀孕已有几十年，这些胎儿的干细胞仍能在她们身上被检测出来。[1] 知道我女儿的细胞将与我终身相伴后，我惊奇又感动。我们着迷地看着这些干细胞冲向伤口或做过手术的地方。在一只怀孕小鼠身上，小鼠胚胎携带着无害的生物发光蛋白，这样我们就能用一架特殊的相机从体外观察胚胎。干细胞从小鼠胚胎身上分离出来，并进入母鼠的身体。如果在母鼠的耳朵上做一道微小的划擦，干细胞就会移动到受伤的位置。[2] 在乳腺癌手术后也有同样的情况，女性的伤口周围聚集着来自她们的孩子的干细胞。[3] 我们强烈怀疑它们参与了人体的某些修复功能，在小鼠身上进行的试验也支持这一假设。来自自己孩子的细胞可能有助于保持我们的健康，这是对那些不眠之夜的回报！这也许才是让母亲继续为你洗衣服的一种演化方式。

随着对干细胞展开惊人的生物学研究，我们已经破解了它们恢复活力的秘密。我们了解这些细胞如何精神抖擞地生长、分裂，并如何选择最终成为什么类型的细胞。有了这些信息，现在我们可以创造自己的细胞了。现在，我们就可以制作一培养皿的干细胞，只需刮一点儿你的皮肤或取一点儿血细胞，然后开启能让它们处于类似多能干细胞状态的基因。再次改变细胞培养条件，我们可以提示这些干细胞如何变得像心脏中的细胞，接下来它们就可以继续产生心肌细胞、血管细胞和结构性成纤维细胞。

我们真正想要做的是利用干细胞来对抗疾病。骨髓移植给我们带来了干细胞治疗的希望，因为我们已经成功地进行这种手术长达 50 多年。移植前，患者现有的全部骨髓因为带有缺陷或癌细胞，会被放疗或化疗处理摧毁。我们从志愿捐赠者的髋骨中取出健康的骨髓样本，并将其注射到患者体内。来自捐赠者的新骨髓含有一小批干细胞。这些干细胞在新家定居后数量增加，用功能健康的细胞重塑患者的整个血液系统。要知道这样的患者现在拥有两组DNA——他们自己的和捐赠者的，这真是神奇。就像拥有胎儿干细胞的母亲一样，接受骨髓移植后的患者是一个嵌合体，也就是说，他们是来自不同个体的细胞的混合体。

干细胞治疗的发展势头良好，只是在过去短短5年间，我们就已经取得了令人难以置信的进展。但干细胞生物学是复杂的，而且正日渐展开。一些持续存在的问题涉及对干细胞的理解，而且其中存在一些问题，坦率地说是"物流问题"。我们如何让这些细胞通过高度警觉的免疫系统？我们如何设计出一个能被心脏接受的结构？用你的皮肤制成的干细胞该归属谁？公司把你自己的细胞卖回给你，用的是什么商业模式？这些问题从生物学开始，但并不在此结束。这条道路漫长、令人兴奋，有时也令人沮丧。

愈合的身体

什么是干细胞？这是一种能够持续生长和扩展的细胞，尚未被指定为某种归属特定器官的类型——处于"未分化"状态。一个干细胞只要从身体获得某种信号，就有能力分化或转换为特定类型的细胞（如皮肤细胞、心脏细胞、肾脏细胞）。在非常早期的胚胎中——受精后仅10天，有很小一束细胞，成年人身体的每一个器官都将从这些细胞中生长出来。这些就是引发争议的胚胎干细胞，我们关于干细胞生物学的众多知识都来自它们（图

10-1）。它们是多能干细胞，也就是说，任何一个这样的细胞都可以发展成身体中任何一种类型的细胞。只有一种类型的细胞更强大（全能），那就是受精卵：它将产生完整的、系统的胎儿身体及胎盘。

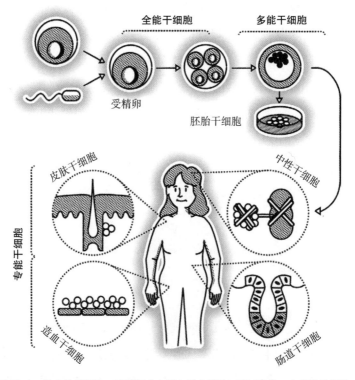

图 10-1　体内的干细胞。受精卵（合子）是全能的，可以产生一个完整的婴儿。胚胎干细胞可以产生除胎盘外所有类型的成人体细胞。专能干细胞可以产生一种类型或少数几种类型的细胞，用于器官修复

在你的身体里，现在有许多干细胞，但范围比较受限。这些是专能干细胞。通常，它们生活在组织中，它们的工作是在我

们的器官磨损或受创时进行日常修复（图 10–1）。[4] 这些干细胞使身体具有惊人的愈合力和适应力。皮肤是修复的典范；我们很少仔细思考，自己手上的伤口先是结痂，然后只需一两天的时间就愈合了，这是多么了不起的事情。一个月后，就几乎看不到痕迹了。在这里，干细胞在皮肤的下层产生，并在皮肤脱落或受伤时上升到表面，在上升过程中变为成熟皮肤细胞的形式。

骨骼肌，如我们的二头肌或小腿和大腿肌肉，有"卫星"干细胞位于成熟肌肉层之间，等待被召唤。激烈的肌肉运动会唤醒卫星干细胞，使之活化并变为成熟形式，从而使肌肉变大、变粗。（这就解释了为什么你需要在两次健身课程之间留出一天或更多的时间，是为了让卫星干细胞完成它们的工作。）所有成体干细胞都能不断地复制自己，就像多能干细胞一样，然后在受到召唤时转变为一种特定的器官类型的细胞。有些干细胞只能转变为一种成熟细胞，而有些则适用范围更广。骨骼肌干细胞只能变成肌肉细胞，但造血干细胞可以变成红细胞（负责携带氧气）、血小板（控制血液凝结）和归属免疫系统的多种白细胞。

无论是我们在怀孕期间从发育中的胎儿身上自然获得的干细胞，还是从羊水样本中提纯的，胎儿干细胞在生成组织时都比成人干细胞有更多潜力，因为它们更年轻，也更多能。当婴儿出生时，从脐带收集的干细胞也具有这种更强的活力。现在，父母会花钱将宝宝的脐带血样本放入细胞库，储存起来，以备有一天孩子可能需要用它们进行一些重要的修复。[5]

我们身体的修复能力令人印象深刻，但动物王国的其他成员更胜一筹。爬行动物可以脱落并重新长出皮肤或尾巴。美西螈是一种具有惊人再生能力的蝾螈。它可以重新长出尾巴、心脏或脊髓，并且在失去四肢中的整个肢体时可以完全再生。这很幸运，因为美西螈的生活方式相当残暴，互相咬断四肢是一种日常运动。

可悲的是，在人类心脏（或任何哺乳动物的心脏）中，我们发现新的心肌细胞生成率非常低。第3章中的核弹测试碳定年法向我们表明，每年心肌的更新比率最多只有1%。当心脏受伤时，再生的心肌细胞数量会增加；但总的来说，损伤引发的主要反应是产生瘢痕。非常年幼的哺乳动物在出生后的头几天里可能显示出新心肌细胞的再生，因为这个时候心肌细胞正在有效地分裂，但一周后这种效率会迅速下降；人类婴儿也可以有这种能力。在一项研究中，描述了一个因为心脏病发作而出现严重心脏损伤的新生儿。令人惊讶的是，在几周内，心脏完全康复了，而且婴儿继续正常发育。[6]这与成人的情况截然不同，因为成人的心肌细胞分裂率已经降低了。

如果我们能够了解成人心脏中残留的这种微量的自然修复细胞，能不能刺激它呢？我们能不能让自己回到新生儿的状态？首先，科学家需要确定，我们在成年人身上看到的修复是由现有心肌细胞的繁殖引起的，还是像骨骼肌中一样存在真正的干细胞，这并不像看起来那么容易。寻找难以捉摸的心脏干细胞的过程漫长又激烈，有激烈的竞争，有对欺诈的指控，有事业的毁坏，有数以百万美元计的研究资金花在了令人疲惫不堪的探索中。尘埃尚未落定，但我们已经快要得出结论：心脏中的任何干细胞群都可以制造新的血管细胞，但只能产生屈指可数的心肌细胞。成年人的心脏制造新肌肉的能力仍然长期低下，因为它依赖于非常少量的心肌细胞增殖。正如我们将在后面看到的，即便是促进心肌细胞分裂以增加细胞数量的努力，也充满了风险。

混合和匹配？

那么，如果心脏没有自己的干细胞，能不能从其他组织中借用呢？这是下一个想法，利用我们知道的能够修复血液或肌肉的非常活跃的干细胞，让它们成为心肌细胞。心脏外科医生是这个领域的驱动者，是外科世界的"战斗机飞行员"，渴望找到些新东西来帮助他们的患者。他们一直在尝试一系列富有想象力的手术方法，其中一个想法是从背部松解一块肌肉，将其包裹在心脏上以提供额外的力量。从心脏到背部肌肉的引线使它们一起搏动。想象力的飞跃还带来了一个想法：从相似的肌肉中提取卫星干细胞，让它们在培养皿中生长，再将其注射回患者的心脏。因为它们是患者自己的细胞，所以几乎没什么免疫排斥的风险。

起初，结果看起来不错：心脏功能有了改善。但后来，在第一批患者中，有近1/2的人出现了心律失常。医生发现，植入的细胞仍然长期固守腿部肌肉细胞的模式，并没有像希望的那样成为心肌细胞。更多的临床试验进行了，使用植入式除颤器在任何危险的心率下挽救心脏。最终因为风险太大，这一研究方向被放弃了。[7]骨髓干细胞研究走上了同样的道路，跃跃欲试的临床医生也开始了试验，他们对这种干细胞群感到兴奋，并对它长期以来的安全记录感到放心。数千名心脏病患者从髋骨提取了骨髓，这些骨髓干细胞在实验室中接受处理以浓缩细胞，并被重新注射到他们的心脏。同样，使用患者自己的细胞可以防止排斥反应。这一操作是安全的，很少有关于任何副作用或心律失常的报告，而且有迹象表明它是有益的。[8]

问题在于患者的数量，正如我们在第4章中看到的遗传学试验。如果我们有一种令人兴奋但未经测试的新型治疗方法，我们必须从小规模试验开始，以保护患者的安全。单独的小型骨髓干细胞试验纳入三四十名患者，有时显示出对心脏性能有积极作用，有时则没有。但即使是那些被证明有价值的药物（现已常规用于治疗心力衰竭），其效果也不明显，除非一次性有数千名患者接受试验。我们解决这个问题的方法是将所有的小试验整合在一起，对全部患者信息进行分析——荟萃分析。当我们为骨髓干细胞心脏试验做荟萃分析时，总体结果是积极的，但只是少量的积极影响。[9]你的正常射血分数（每次跳动时从心脏排出的血液量）是60%，而心力衰竭可能使它下降到30%或更低；注射骨髓干细胞所带来的益处约为3%。这的确是益处，但离治愈还很远。而且，再说一次，试验中产生的是血管细胞，而不是心脏的基本肌肉细胞。

科学家仔细观察了他们提取的骨髓干细胞，试图了解发生了什么。从一些人身上提取的细胞似乎比正常的更迟钝，它们在实验室的培养皿中无法快速繁殖。这些表现不佳的干细胞来自年龄较大的男性患者，以及高胆固醇、糖尿病或高血压患者，还有吸烟和不运动的人。[10] 如果你认为这些条件似乎很常见，那么没错，这些都是心脏病的风险因素！也许我们一直在以错误的方式看待这个问题。有没有可能，所有这些风险因素抑制了骨髓的一些自然修复功能？我们一直在给人们提供他们自己的细胞以防止免疫排斥，但事实上，我们真正需要的是来自不同人的骨髓，来自一个没有这些风险因素的人。我称之为"处女之血"假说，这个名称要回溯到古老的民间故事，讲述的是如何保持永恒的青春和健康。

治疗性干细胞

现在出现了一种新的细胞类型，略显神秘，但具有全新的重要特性。它们是间充质干细胞（MSCs）。[11] 它们能平息免疫系统，使自己有机会在不同身体中存活更长时间。现在，我们看到了异体移植的前景，可以从健康的捐赠者那里选择细胞。间充质干细胞是我们在骨髓中发现的那些干细胞中的一小部分，但它们也可以从羊水、脐带血或脂肪中提取。想到当初造成诸多麻烦的脂肪可以成为治疗心脏病的干细胞来源，这相当诱人。

仅依靠自身，间充质干细胞就可以自然转变成骨、软骨或脂肪细胞。与骨髓和卫星干细胞一样，间充质干细胞会变成心肌细胞的希望已基本破灭。然而，它们的治疗效果似乎比单纯变成其他类型细胞的能力要重要得多。间充质干细胞给我们带来了一个全新的理念，有关干细胞如何发挥作用——不仅能变成其他类型的细胞，还能释放大量的治疗因子来保护和恢复受损组织，而这只是身体内细胞之间不断发生的对话的一部分。一种名为FSTL1（卵泡抑素样蛋白1）的蛋白质可以从形成心脏表面单一薄层的特殊细胞中释放出来，并能在组织中移动，让受到心脏病发作威胁的肌肉愈合和再生。[12] 但是，正如我们前面所看到的，信息的传递要比一次释放单个分子复杂、精密得多。间充质干细胞利用了囊泡或胞外体的力量，即用蛋白质和RNA分子组成的小包裹来扩增它们的信息。

间充质干细胞肯定是制造胞外体的"工厂"，这对其作用于心脏功能的临床效果来说很重要。我已经描述了心脏病发作的损害是如何被免疫系统放大的，即使心脏上的瘢痕已经愈合，低水平的炎症也会继续造成伤害。间充质干细胞–胞外体抑制免疫系统的能力在这里发挥作用，舒缓了炎症的刺激性。制造新血管也是间充质干细胞–胞外体效应的一个关键部分。当血管堵塞导致心脏病发作时，主要的临床治疗方法之一是将大的新血管移植到心脏外部，为血流提供旁路。间充质干细胞–胞外体刺激心脏壁深处新血管网络的生长，以同样的方式改善组织的血流状况。

我们在用间充质干细胞或其胞外体进行治疗方面，已经走了多远？许多用间充质干细胞治疗不同疾病的临床试验已经进行，它们似乎是安全的，这是一个良好的开始。（胞外体有一个很大的优势，因为它们可以像药物一样处理，不需要复杂的细胞移植操作。但这是一个较新的想法，因此尚没有很多试验。）当我们提出间充质干细胞是否对心脏病有效这一问题时，到目前为止，答案与骨髓干细胞的情况相似——或许有效。并非在每个试验中都能看到小的益处；但平均来说，这是一个比较积极的答案。同样，也没有证据表明这创造了数量多到足以发挥作用的新心肌细胞，似乎修复心肌的自然机制完全被心脏病发作造成的破坏性损害的冲击所淹没。

那么，我们从哪里可以得到新的心肌细胞？

心的时光倒流

我无法向你表达，当我在显微镜下看到自己实验室里制造的搏动着的心脏细胞时，我是多么激动。要知道，仅在几周前，它们还是普通的皮肤细胞；但是，借助令人难以置信的知识进步的力量，我们确实在一个培养皿里培养出了新的心肌细胞。早期，只有最微弱的生命迹象表明我们已经成功了。几年后，整个培养皿中的细胞都在同步搏动。又过了几年，我们现在不需要显微镜了：出现了拇指那么大的一条条搏动的肌肉；然后是手那么大的肌肉，都要拉动拴住它们的固定柱了。这背后的科学堪称非凡。

一开始，生物学的核心法则之一被推翻了。日本京都大学的山中伸弥教授与他的一小组博士生，做了一件我们都曾认为不可能的事。他们证明，从干细胞到成熟细胞的路径不是不可逆的，而是可以回溯的：他们用成熟皮肤细胞创造了多能干细胞！[13]这些干细胞的表现与早期胚胎中珍贵的干细胞小球完全一样。它们可以分裂并无限繁殖，创造大量的子细胞。然后，当条件转换时，它们可以制造出成人体内的每一个细胞。在第一篇论文发表的 4 年后，山中伸弥先生被授予诺贝尔奖。这一发现不仅使人们对生物过程的美丽有了惊人的认识，而且对再生医学产生了直接的激励作用。

山中先生通过研究胚胎干细胞并确定使其特殊化的 4 种关键因子，取得了这一巨大进步。然后，他将无害的病毒植入皮肤细胞，使皮肤细胞具有干细胞的特征——它们的时钟被重置为生命的起点时刻。它们不仅能媲美胚胎干细胞，而且在几个方面有了超越。首先，它们消除了所有使用胚胎物质相关的伦理问题和疑虑。许多国家禁止使用胚胎干细胞，因为需要破坏囊胚才能获取；而囊胚本身是形成 10 天的细胞束，后续会发育成胚胎，之后形成胎儿。虽然这些囊胚主要来自体外受精后的剩余，本来是要被销毁的（经父母知情同意），但人们认为销毁囊胚以获取细胞，是剥夺了创造生命的潜力。美国没有禁止胚胎干细胞的使用，但禁止使用公共资金来支持其治疗性研究发展。历届美国总统都交替取消和恢复这项禁令。英国政府允许使用胚胎干细胞，但有严格的立法。

现在，我们有了山中先生的新型诱导多能干细胞，伦理方面的限制已经解除。各国政府已经调动了巨大的资源，部分原因是摆脱有争议的胚胎干细胞的强烈愿望，而科学家已经能够在其生产和使用方面取得快速进展。起始物不仅可以用皮肤细胞，也可以使用从血液甚至尿液中提取的细胞。我们已经设计出更多、更安全的方法，将 4 种特殊因子引入细胞。我们已经完善了"哄骗"诱导多能干细胞成为肾脏、大脑、肝脏、心脏和许多其他组织中细胞的方法。

诱导多能干细胞的巨大驱动力是一个闪亮的愿景：可以用你自己的备用细胞制成备用器官，与你相匹配。如果任胚胎干细胞发展，它将发育成为一个独特的个体。因此，就像如今的常规心脏移植一样，植入任何由胚胎干细胞制成的心脏组织，都需要终身使用免疫抑制剂。这些都是有代价的，比如增加了感染的易感性。但从一个人身上取得的诱导多能干细胞，在免疫学上与此人是相匹配的；因此，如果将它们植入体内，应该不会被身体排斥。这是一个惊人的突破，完全改变了再生医学的游戏规则。然而，正如我们稍后将看到的，魔鬼藏在细节中。

自有还是设计？

我对用诱导多能干细胞（iPSCs）制造心肌细胞感到兴奋，全世界的科学家都有同感。我们有两个挑战：使它们尽可能地好，而且数量多。请记住，我们的任务是在每颗受损的心脏中替换多达 10 亿个细胞。我们从发育中胚胎的生物学机制中获取线索，并试图模拟激素和蛋白质生长因子的变化——正是它们塑造了心跳，搏动的心脏是最早出现的器官之一。每个父母都记得第一次对胎儿超声扫描时听到的微小的怦怦声——那时 6 周的宝宝还没有米粒大。

首先，我们使用生长因子的混合物，模拟发育中的胚胎所处的环境。随着我们对驱动这些变化的机制有了更多的了解，我们选择了精准的靶向药物类化合物，在恰当的时间开启和关闭信号。在几年内，我们从碰运气般的方法发展到开发出高度可靠的系统，在任何有能力的实验室中都能运转。现在，用iPSCs制造心肌细胞的过程稳定一致、可重复，这使我们有了信心——我们掌握的是真正的治疗用产品，而不仅仅是科学好奇心的产物。[14]公司可以出售它们，并把它们运往世界各地。[15]如果你能从目录中订购定制的心肌细胞，你就知道这已成为现实。

但是，用iPSCs制造的心肌细胞比起我们熟知并喜爱的成熟心肌细胞又如何？为了回答这个问题，我们用上了所有的工具，包括电学测量、光学绘图、先进的显微镜和对这些细胞的生物化学波动的大数据分析。它们是真正的心肌细胞，但它们在自然发展过程中没有确切的对应关系。它们最像非常年轻的心肌细胞，正如你会从一个类胚胎干细胞中得到的那样。这有好处，也有坏处。用iPSCs制造的心肌细胞比成熟心肌细胞要强悍得多：当我们在培养皿中培养成熟细胞时，它们只能存活几天；与此相比，就iPSCs心肌细胞而言，我们已经实现了一年多的成束跳动。我们为它们举办了一个小小的生日派对——科学家知道如何玩得开心！你还可以通过邮件来邮寄它们，我就收到了一些从日本寄来的，它们漂浮在管子里，一加热就开始搏动。

iPSCs心肌细胞的缺点是在产生力量方面，不如成熟细胞强大。iPSCs心肌细胞更薄，肌肉蛋白质更少，并且缺乏将电冲动带入细胞的深潜横管。这使它们收缩和舒张得更慢，肌肉力量也没那么强。iPSCs心肌细胞还使用更简单的方式来产生能量，它们从培养液中吸食纯葡萄糖，而不是用内部的线粒体产生能量。未成熟细胞采用这种机制，是为了在子宫的低氧环境中自我保护。当我们考虑将它们植入心脏病发作后的心肌时，这种不成熟的能量代谢可能会保护iPSCs心肌细胞，帮助应对它们会在那里遇到的缺氧问题。

当我们开始寻找改良iPSCs心肌细胞的方法时，我们立即意识到必须让它们回到心脏的三维工作环境里。多年来，我们已经知道，剥夺成熟心肌细胞的邻里关系是非常有害的——单独存活在培养皿里，它们会恶化、死亡。幸运的是，这些"婴儿"细胞与成熟的心肌细胞不同，非常善于找朋友。我们使用的技巧是将许多iPSCs心肌细胞包裹在由纤维蛋白制成的软凝胶中，纤维蛋白就是人体血栓中的那种蛋白质。然后，我们加入凝血酶，这种蛋白质可以缩小血栓并使其更加牢固。细胞被迫更紧密地联系在一起，它们自然地伸出手来寻找邻居并与之建立连接。起初，这片细胞是完全静止的。我们知道，每个细胞都在继续搏动，但它们彼此之间不同步。几天后，随着细胞的小集群建立起邻里关系，这片细胞开始抖动。一周后，它们都找到了彼此，这块凝胶开始作为一个整体搏动。真没想到，你瞧，我们已经制造出了自己的搏动心肌——工程心脏组织。[16]

现在，我们需要让被包裹的iPSCs心肌细胞进行一些运动。心脏给予心肌细胞持续的机械刺激，而当心肌细胞被隔离在培养皿中时，缺乏这种刺激会加速它们的恶化。因此，我们在凝胶中加入一些弯曲的柱子。当工程心脏组织在每次搏动时收缩，它就会将柱子向内拉；当它在两次搏动之间放松时，这些柱子就会弹回来，拉伸组织。这些柱子就像健身房里的铁片一样，对柱子的拉动使肌肉组织一天天、一周周变得更加强大。随着进行剧烈的运动和额外的起搏以加快搏动的速度，工程心脏组织拥有了越来越接近成熟心肌细胞的力量。当我们在心脏病动物模型中测试工程心脏贴片时，我们可以看到贴片刺激了心脏功能，使之得到真正改善。

我们可以把这些工程心脏组织做成想要的长度或宽度：小到拇指大小的补丁，就像心脏的创可贴，放在损伤点上；或者大到手掌大小的补丁，包裹在心脏病发作后形成瘢痕的位置。我们很难使做出的工程心脏组织变得更厚，因为氧气难以进入中间部位。当我们努力使iPSCs心肌细胞变得更像成熟心肌细胞时，它们有可能失去在低氧环境下生存的独特能力。这是一个艰难的平衡。但是，我们可以将5亿个iPSCs心肌细胞放入手掌大小的贴片中，刚好替代心脏病发作时失去的成体心肌细胞。虽然目前我们制作一个心肌细胞需要花费大约15 000美元（这对一个小实验室来说是负担），但与最新的癌症药物或部分人工心脏辅助设备相比，价格已经很低了。

现在，我们有了工程心脏组织补丁，它可以由患者的皮肤细胞制成，并扩展到临床上可用的尺寸，而且已经在动物身上进行了测试，证明是有效的。那么，还有什么问题？为什么这项技术现在还没有在医院里使用？这就是我们遇到的"死亡之谷"，指从成功的试验到转化为现实世界的产品之间的巨大鸿沟。对于引进新药，这道鸿沟已经足够难以跨越，尽管我们在这方面已有数十年的成功经验。而对于像工程心脏组织这样的全新疗法，我们面临一大堆新的问题，从生物学到临床物流，再到再生医学经济学的核心悖论。

问题一：又是处女之血？

科学家不断地了解到，要战胜免疫系统是非常困难的。当我们移植心脏时，我们也给接受心脏移植的患者带来了巨大的负担，即终身的免疫抑制，目的是防止新的心脏被排斥。自第一次心脏移植以来，已经过去了 50 多年；而我们最好的选择仍然是这些免疫抑制剂，尽管它们有副作用，还会增加感染。与患者免疫匹配的新 iPSCs 心肌细胞的承诺是再生医学的"圣杯"。正如我们发现的那样，它没那么简单。

首先，正如骨髓干细胞和"处女之血"的假设一样，从患者身上提取的用于制造 iPSCs 的起始细胞可能在某些方面不达标，用其他人的会更好。我已经告诉过你，可能有隐藏的心脏突变，这些突变很常见且具有破坏性影响，直到其他一些压力将其触发才会被人发现。患有心脏病的人很可能会有这些突变，而有缺陷的基因也会存在于被重新编程为干细胞的皮肤细胞中。这些突变的影响会不会在 iPSCs 心肌细胞中出现？我们知道，答案是肯定的。这就产生了一个全新的科学分支——"皿中之病"。正如你将在后面读到的，这已经是一个很大的胜利，心脏修复的成功迹象与之相比差点儿黯然失色。但是，这也会是一个真正的障碍，如果一些患者存在心脏缺陷，而工程心脏组织的功能不全，他们就无法获得这种救命的治疗。

即使有了最好的iPSCs，我们也会再次遭遇免疫系统屏障。植入免疫匹配的细胞，像iPSCs那样可以无限地生长和扩增，是否存在危险？以上基本上就是对癌症的描述了。事实上，有一种相当可怕的特定癌症与多能干细胞有关。它被称为畸胎瘤，是头发、牙齿、骨骼和许多其他组织的随机组合。当iPSCs成功地成为心脏（或其他组织）的细胞后，就不会出现畸胎瘤，也就没有危险了。但是，在iPSCs心肌细胞的制备过程中，有多少受污染的、没有发生转变的iPSCs会带来危险？1 000个，100个，还是1个？除非我们掌握数百万人的植入数据，否则我们不会知道这种微小但可能有重大风险的事真正有多危险。

另一方面，我们从患者身上提取的皮肤（或其他）细胞开始时是免疫匹配的，但它们能保持这种状态吗？我们把它们放在培养基中几个月，用各种因子处理它们，使它们成为完全不同的iPSCs，然后我们把它们暴露在许多化学品中，使它们成为iPSCs心肌细胞。在这个过程中，它们有很多机会发生生物学变化。我们发现，当它们的生物钟被拨回原点，即它们成为干细胞时，它们的表面开始获得胎蛋白。当身体对"自体"与"非自体"成分进行清点时，这些胎蛋白中有一些并不常见。含有这些蛋白质的细胞被成熟身体识别为外来物，免疫系统会摧毁它们。我们可以在试管中对免疫细胞做一些测试，但在我们将工程心脏组织植入第一名患者体内之前，无法真正确定iPSCs心肌细胞是否匹配。

问题二：对不起，你的心脏在路上

现实给我们浇的下一盆冷水有关iPSCs心肌细胞疗法的组织工作。这是真正的个性化医疗，因为它绝对是以患者个体为中心的。让我们以一个叫马丁的病人为例，当他被紧急送进急诊室时，他失去了意识，处于严重的心肌梗死的痛苦之中。我们知道，当他被抬上手术台的时候，他的一大部分心脏正在死亡，那么我们是否想给他iPSCs心肌细胞贴片？我们还不了解他的情况。他是糖尿病患者吗？他是否有导致心律失常的突变？他自己可能都不知道这些事情。我们不知道在最先进的心脏救援方案下，他到底会得到什么样的结果。他可能是早期就诊的幸运儿之一，得到了最快速的心脏支架或搭桥手术和最好的药物治疗，并将他的大部分心肌从毁灭的边缘抢救回来。这些都是不急着用新心脏补丁的好理由，但最重要的理由是，我们没有时间。

生物学无法急于求成，该多久就是多久。我们可以在几周内将皮肤细胞变成iPSCs。然后，我们必须让这些细胞生长并分裂成5亿个细胞，才能进行下一步（最快也要等到两三个月以后了），因为尽管iPSCs生长良好，但当它们成为iPSCs心肌细胞时，速度会减缓。将5亿个iPSCs制作成心肌细胞又需要3个星期，然后再锻炼2个月，才能得到最好、最强的工程心脏组织。至少需要6个月的时间才能为患者提供个性化的治疗，这显然永远不可能成为一种紧急治疗。也许，我们的目标是那些运气不好的患者，尽管医生已经尽了最大努力，但那些患者还是在几个月或几年后悲惨地滑向心力衰竭的泥潭。如果我们追求这个方向的进步，我们就需要把工程心脏组织放在一个有严重瘢痕的损坏心脏上。这对任何疗法来说都是一个苛刻的要求。

但是，就算在生物学上不急于求成，还有一些更糟糕的因素需要考虑，那就是政府的监管：如果科学的复杂性被你搞明白了，那么看看文书工作吧。我们必须确保每个细胞、溶液、设备、实验室建设和协议都被认证为适合其目的，并兼容产品未来的临床应用。iPSCs心肌细胞必须根据《药品生产质量管理规范》制造，这是一套高度严格的标准，将测试每个细胞系的纯度、无菌性、是否不含未转变的iPSCs（及其他特征），相当于一份理想心肌细胞特征的完整购物清单。让一个产品满足这一标准需要跨越巨大的障碍，而为每一名患者个体做这些则要翻越一座险峰。

我们的理想解决方案是建立一个通用的供体系，就像输血时的O型血一样。然后，我们可以找到理想的iPSCs系，它们应该没有已知的突变；我们努力获得最逼真的iPSCs心肌细胞；锻炼我们的工程心脏组织，使其达到最佳状态；制作一系列方便客户使用的不同大小的贴片，并安全地储存起来，以供现成使用。另外，我们在做这一切的同时，需要跨越所有的监管障碍。这就是目前科学的发展方向。现在，科学家可以对基因进行非常精确的编辑（我将在后面谈到革命性的CRISPR/Cas9技术），因此可以逐个剔除iPSCs上引发免疫应答的表面蛋白。这不是一项简单的任务（如前所述，免疫系统不易愚弄），但我们正稳步朝着正确的方向前进。然而，如果说还有一个比科学和文书工作更大的障碍，那就是弄清楚如何赢利。

问题三：拿钱给我看

具有讽刺意味的是，再生医学投资面临的最大问题是它可能有效。大药厂在经济上的发展是靠那些能让你活着的东西实现的，但前提是你必须继续使用（并付钱）。你必须使用他们的药物的时间越长，利润就越高，这就解释了为什么心脏药物（如他汀类药物和降压药）是他们的绝对最爱。一种只需使用一次就能完全治愈你的疗法，确实必须非常昂贵，才值得开发。这解释了为什么第一个治疗婴儿脊髓性肌肉萎缩症的基因治疗产品Zolgensma（诺西那生钠）刚开始投放市场的价格是每剂200万美元。患有绝症的儿童如果未经治疗就会在几年内死亡，而接受单次治疗就能奇迹般地得到拯救。这个惊人的价格被认为是符合性价比的，因为它有可能治愈患者。

心脏病患者的年纪会比较大，但如果工程心脏组织或其他干细胞植入物运作良好，患者仍有可能多活三四十年。一家公司应该为此收取多少钱？不同的医疗保健系统准备报销多少钱？支持一名正在服用五六种不同药物的终身心脏病患者，是否会让医疗机构亏钱？让用户提供自体细胞的商业模式，也给公司带来了另外一些问题。

大型药企对再生医学的试水一直进行得很慢，这是因为对其是否有效的不确定性和对相关商业模式的担忧。就心脏领域而言，这个问题甚至更加严重；因为在这一领域，即使是直接的药物试验也变得过于昂贵。如果没有大型药企的投资和基础设施的力量，心脏的再生医学试验就永远无法启动。最近的一项骨髓疗法临床试验旨在招募足够多的患者，以便就该疗法的微小益处是否能转化为拯救生命，给出明确的答案。但是，这项试验最后只在学术支持和欧盟资助的情况下，艰难地完成了它的使命。与此同时，各国政府努力阻止特立独行的诊所发展，这些诊所利用"干细胞"这一流行术语向公众出售未经证实的、不受监管的治疗。

事情正开始发生变化，步子已经迈出。基因治疗在治疗脊髓肌肉萎缩症方面的成功，以及对免疫细胞进行基因改造以抗击癌症的成功，都表明对新型疗法的投资可以得到回报。细胞疗法正在吸引风险资本，大型制药公司正在与学术实验室建立合作关系；包括日本在内的各国政府正在快速推进新型疗法，许多国家以同情的理由对小规模研究给予特别豁免。我们希望一次大的胜利能吸引那些犹豫不决的公司下场。

未来何时来?

本书传递了一个强烈信息,就是心脏病专家在交朋友方面做得非常好。他们已经向肿瘤学家、风湿病学家、心理学家和病毒学家伸出了橄榄枝。他们已经超越了生物学的范畴,将流行病学家、社会学家、工程师和数据科学家纳入他们的事业。干细胞生物学、癌症药物开发、设备小型化、可穿戴技术和亚显微成像方面的尖端发展都被用于解决心脏病问题。那么,我们到底做得有多好?下一个重大突破又是什么?

药物确实有效

有时事情比统计数字看起来要好。当我们看到心脏病发作或心力衰竭的数字时,我们通常是在 5 年或 10 年的时间内进行观察。但并不是所有的年份都一样:你可能会认为最近几年的情况比最早的年份要好。当我们观察目前在医院和社区的患者时,有迹象表明是这样的。通常，当我们开始创立新的临床试验时，可能很难获得足够的我们所期望的患者。临床医生试图通过查看已发表的关于病情流行的数据，来评估他们所需的患者数量。他们可能会选择那些中度或重度疾病患者，这取决于他们是要试图评估症状改善情况还是死亡率。他们计算出何种改善在临床上是有意义的，例如，心输出量增加 10% 或生存率提高 20%。然后，他们计算出需要招募多少名患者才能在统计学上显示出这个结果。所有这些规划告诉我们，该试验是否有很好的成功机会。

然而，我们越来越频繁地弄错数字。最近一项研究骨髓细胞再生的试验，目标是招募 3 000 名患者。[1] 研究人员寻找那些有过心脏病发作经历的人，要求患者的左心室射血量已经从正常的 60% 下降到 45%。通常，这些患者的死亡率相当高，他们希望能够通过细胞治疗令其中 1/4 的人绝处逢生。但是，尽管有来自欧洲各地的 12 家大型医院参与，在几年的时间里也只能招募到 375 名病情严重到这种程度的患者。在这些患者中，即使是研究人员能够找到的最严重的患者，其死亡率也很低：在 2 年内，治疗组有 6 人死亡，而对照组有 7 人。这项试验在技术上是失败的，但心脏病发作后的患者康复情况改善这一基本概况是一个惊喜。事实上，临床试验中的对照组成员表现非常好的情况经常发生。因为给对照组提供当前最好的治疗很重要，以便与新疗法进行公平的比较，所以要尽一切努力提供全部的心脏病药物。这项试验和其他试验都表明，当以可监督的方式给予心脏药物以确保最佳治疗时，它们确实有效。

有一个巨大的问题：这些药物是在治愈疾病，还是只不过抑制了疾病？停药会告诉我们这一点，但一直没有人敢这么做。然而，一些患者，特别是那些对治疗反应良好的年轻患者，开始询问他们是否需要终身服药。这可能是因为他们发现副作用令人不快，或者有一些想组建家庭的女性不想在怀孕期间服药。因此，一项研究谨慎地让反应良好、心脏功能良好、病情稳定的患者一种接一种地停药，为期6个月。[2] 在51名患者当中，有20名患者有复发的迹象，但在再次用药时就恢复了。另外31名患者显然恢复得很好，并且能够在不使用药物的情况下保持良好的状态，尽管到目前为止这种情况只持续了很短的时间。这是一个好消息，暗示着疾病的逆转是可能的。

在适当的情况下，即使是病得很重的人的心脏功能也可能恢复正常。末期心力衰竭患者的心输出量很低，心脏严重增大；现在，他们常常被植入机械式左心室辅助装置（LVAD）。有了LVAD支持血液循环，随着时间推移，临床医生观察到，心脏似乎出现了恢复的迹象。原本增大的心脏体积逐渐向正常状态复原，当LVAD暂时关闭或调低的时候，心脏就会接管泵送血液的工作。偶尔，也有可能实现完全关闭LVAD，甚至将其取出。美国肯塔基州的一个小组正试图通过精细控制LVAD的功率来系统地做到这一点，以获得心脏尺寸的最佳回缩。[3] 至关重要的是，他们还为使用LVAD的患者提供了大剂量的有益心脏的药物。如果没有LVAD，这些药物就会太强效，以致患者无法耐受；但LVAD令患者可以使用这些药物。现在，已经有20名患者的

LVAD被关闭或取出，他们的心脏功能正常，时间长达两年。从接近死亡到正常生活，这是一次令人难以置信的恢复。

新的药物也即将问世，从许多不同的角度来攻克这个问题。只要在癌症药物上下功夫，减少它们对心脏的毒性，就能避免许多化疗引起的心力衰竭病例。就心脏病药物而言，现在使用的大多数成功药物都是针对身体对低心输出量的激素反应，比如β受体阻滞剂、ACE（血管紧张素转换酶）抑制剂和利尿剂。这些药物正在被改进和完善，我们进一步看到了微小但重要的益处。炎症阻断剂针对的也是身体对自身的攻击，是一类保护心脏的新药物。在感染新冠病毒后引起的免疫风暴导致的极端危险情况下，地塞米松等药物挽救了重症监护室中的生命。对于心脏病发作后绵延更久的低水平炎症，最近的临床试验通过仔细瞄准非常具体的分子途径，在其他药物失败的地方获得了成功。[4]

从保护性药物转向能带来积极效益和改善症状的药物，更具挑战性。刺激心脏功能和增加血流量的药物一直被其副作用（心律失常）所阻碍。我们知道，身体使用的主要刺激途径，比如肾上腺素激活的途径，往往会导致心律失常，因此我们用β受体阻滞剂来抑制它们。所以，我们设计新药时需要避开这些途径。一些成功的药物直接针对肌肉收缩机制，但在刺激收缩和干扰心脏的适当舒张之间只有一线之隔。我们往往对途径知之甚多，也知道需要做什么，却找不到药物来完成。大多数药物由小分子或抗体组成，当细胞表面有它们可以结合的特定受体时，它们的效果很好。但在其他情况下，我们希望破坏（或帮助）细胞内大型蛋白质之间的相互作用。较小的分子往往做不到这一点，出于大小或其他原因而无法穿透细胞膜。如果我们能以基因本身为目标，就能直接改变其蛋白质产物。因此，我们需要转向基因治疗这门较新的科学，甚至最近还转向了基因编辑。

尽管心脏对基因修饰构成了特殊的挑战，但我在撰写科学书籍时不能不谈及这些新技术。它们对医学科学视野的拓展可谓深不可测。它们带来了希望，即使是导致毁灭性不治之症的先天性基因错误，也可以被预防或逆转。父母不再被迫做出艰难的决定，如流产胎儿或耗费数年照顾严重残疾的儿童。患有血友病等基础健康问题的患者，将能够过上积极的正常生活。科学是复杂的，但潜在的回报是巨大的。

基因精灵

基因治疗是踏入这块处女地的第一次冒险。这需要将DNA和RNA等遗传物质引入人体，令它能够像工厂一样运作，生产出新的蛋白质。第一批新冠病毒疫苗之所以生产得如此迅速，就是因为使用了这种技术，利用身体系统通过RNA来制造冠状病毒刺突蛋白，而不再需要费力、烦琐地自行培养和纯化病毒。但是，从一个不稳定的开始走到这一步，是一个漫长的过程。

基因治疗始于20世纪90年代，取得了一些成功，但突然因一次灾难性事件而中止。把DNA或RNA导入人体是第一个难关，最终科学家学会了如何做到这一点，方法是复制我们的天敌——病毒。病毒有微小的DNA链或RNA链，通常被包裹在带有突起的外壳中，这使它们能够附着在细胞上。（如今，冠状病毒那倒霉的刺球模样已经铭刻在了世人的印象中。）研究人员可以选用感冒病毒或其他常见病毒，去除其中致病或繁殖相关的基因，使这些病毒变得安全；然后，将能够编码所需蛋白质的基因替换进去。新修饰的DNA或RNA病毒像疫苗一样被注射接种，并利用细胞自身的机制，立即开始制造许多蛋白质的拷贝。

最早的成功案例针对的是那些先天缺乏免疫系统相关蛋白质的儿童。1990年9月14日，在美国马里兰州，基因治疗第一次施用于一个名叫阿姗蒂·德席尔瓦的4岁女孩，她患有腺苷脱氨酶缺乏引起的重症联合免疫缺陷病（SCID）。患有这种疾病的儿童极易感染，往往需要在无菌室中生活一辈子。一种修饰后的病毒被用于将缺失的基因插入阿姗蒂的白细胞DNA中。有一层额外的安全保障：血细胞可以在体外接受处理，然后被注射回体内，这样就不用直接往体内注射病毒了。这次尝试成功了，在接下来的10年里，又有18名儿童通过这种方式被治愈了。[5] 其他患有不同类型SCID的儿童也得到了治疗，结果同样令人鼓舞。

在最初的兴奋中，科学家和临床医生热衷于尽可能地推广这种疗法。1999年9月，患有鸟氨酸脱羧酶（OTC）缺乏症的少年杰西·格尔辛基进入了宾夕法尼亚大学的临床试验。OTC缺乏导致蛋白质分解，会产生有毒的氨，但杰西所患的轻症可以通过药物和低蛋白饮食来治疗。他非常希望接受这种新疗法的治疗。他说："我身上能发生的最糟糕的情况是什么？我死了，这也是为了孩子们。"1999 年 9 月 13 日，格尔辛基被注射了一种携带纠正后OTC基因的病毒载体。但是剂量太高了，病毒令他产生了严重的免疫应答，导致了多器官衰竭和脑死亡。有关研究人员被判有罪，因为他们忽视或隐瞒了先前一些可能预示这一应答的结果。这对这个领域来说是一大冲击，把基因治疗研究拖慢了许多年。另一个打击是一些SCID儿童出现了白血病，病毒整合到了他们DNA上的一个敏感位点。

基因治疗领域只能缓慢地从最初的这些挫折中恢复。多年来，病毒被逐渐改进，以获得最大的安全性，临床试验也非常谨慎地开始了。积累了积极的结果后，研究者的信心在增长。细胞在体外被病毒感染，再输回到患者体内，产生了成功的结果。最令人振奋的新癌症治疗方法之一"CAR-T细胞疗法"（嵌合抗原受体T细胞免疫治疗），就是采集患者的白细胞并使其感染一种病毒，以刺激它们攻击癌细胞。儿童急性淋巴细胞白血病，以及其他一些在接受药物治疗后复发率高的癌症，正开始从CAR-T细胞疗法中受益。

在血液中循环的蛋白质的缺陷，也是基因治疗更容易攻克的目标。体内缺乏凝血因子的血友病患者，已经通过一种名为AAV（腺相关病毒）的病毒得到了修复。这种呼吸道病毒在人群中相当常见，但几乎不会引发明显病症。用单一剂量的修饰AAV病毒，生产缺失的控制血液凝固的凝血因子，以恢复体内相应蛋白质水平，在动物身上已经实施多年。[6]以前依赖每天注射凝血因子的患者，以及因不时出血、极端关节疼痛和发烧而需要住院的患者，现在可以过上正常生活。[7]说回腺苷脱氨酶缺乏的SCID患者，比如开始基因治疗之旅的4岁的阿姗蒂·德席尔瓦，第一个被监管机构批准作为医药产品使用的腺苷脱氨酶基因治疗载体（现在名为Strimvelis）只是个开始，现在这类治疗载体越来越多了。每个月，新的基因治疗剂组合都在涌现。

战斗在基因治疗最前沿

事实证明，针对像心脏这样的实体器官开发基因治疗是很困难的，我个人奋斗和失败的故事将说明这一点。我们再一次艰难地了解到，心脏会抵御科学家为改变其构成而做出的所有努力。我们当时想改善衰竭心脏的收缩，采用的方式不会对心率产生危险的影响，而这种影响曾阻碍了之前所有的新药物。我于2009年开始了基因治疗研究之旅，当时有证据表明出现了一种新的安全的心脏靶向病毒。我们的目标是恢复SERCA2a（心肌肌浆网钙离子ATP酶2a）的水平，这是控制细胞内钙储存的蛋白质之一。我们知道，它在衰竭的心脏中已经缺失。我们在人类心肌细胞上的试验表明，使用新病毒恢复SERCA2a水平，增强了细胞的收缩能力。[8]不仅如此，心脏舒张的速度也更快，而且心肌细胞对心律失常的抵抗力更强，这将是使衰竭心脏恢复正常的理想效果组合。[9]在监管部门要求下进行的动物试验表现出积极的结果，具有良好的安全性和对心脏功能的有益影响。

我们满怀希望，开始了与监督新疗法的相关机构的谈判。

现在，这些监管机构越来越多地面对"先进疗法"：不是传统的药物，而是细胞或病毒。它们在许多方面都与传统的小分子药物不同。例如，它们的作用是不可逆的。在正常的临床试验中，如果药物引起副作用，就停止使用。但是，病毒将传播其负载的DNA，这可能会在体内停留多年。只要DNA还在，它就会不断产生新的蛋白质，而且没有办法清除。身体也会产生针对病毒刺突外壳的抗体。因此，如果你给患者使用低剂量的病毒，以后就不能再使用更高的剂量，因为他们体内会有中和病毒的抗体。早期试验中使用这种低剂量病毒的患者可能无法从最终的治疗中受益，因为他们体内一直有这些抗体。所有这些并发症意味着，必须完全重新考虑包括安全、伤害和收益在内的整个伦理平衡。

由于这些复杂性，监管方面遇到的障碍是巨大的：在英国，该疗法的临床应用花费了大约7年时间才获得批准，而且有一些意想不到的后果。有一次，我们需要遵守针对转基因作物的法规，因为患者感染病毒以及他们从医院回家的过程被归类为有意释放转基因生物。我们不得不公布医院的地图坐标，并向公众征求意见。

第一个使用病毒携带SERCA2a送往心脏的试验，代号为CUPID，于2009年发表结果，并显示了安全性，以及对9名患者的心脏有一丝好处。[10] 后来，更多的患者被纳入试验，以确定最佳剂量。这是一个巨大的推动力，我们得以加入这项试验的随访，对250名患者进行更大规模的CUPID2研究。[11] 我们还对植入左心室辅助装置的患者进行了自己的小型研究，因为许多重症心脏病患者现在都使用这些装置。我们获得了许多宝贵的经验，大部分过程很艰难。[12] 例如，在英国，60%~70%的患者没有资格参加试验，仅仅是因为他们体内已有天然病毒的抗体。英国寒冷潮湿的冬天一直是呼吸道感染的理想温床，因此许多人在不知不觉中感染了这种常见病毒。但最苦涩的教训，也是导致两次试验失败的原因，是人类心肌对病毒感染的强大抵抗力。[13] 组织样本显示，即使有病毒颗粒进入心肌细胞，也是少之又少。我们又一次被坚不可摧的心脏打败了。

我们又从头开始。我们需要更高剂量的病毒，而且必须重新设计它，使其具有与天然病毒不同的外壳，让预先存在的抗体不会阻止它。也许我们需要多个品种的外壳，这样我们就可以提供不止一剂病毒。我们需要设计一个"死亡开关"，这样我们就可以在看到任何危险迹象时关闭病毒。但我们必须继续研究下去，否则我们对心力衰竭机制的所有知识都将被浪费掉。

在基因编辑方面也有令人兴奋的新发展，使用CRISPR/Cas9系统可以非常精确地剪除单个基因。这项技术被称为"分子剪刀"，让我们能够修复、增加或删除基因，同时避免对DNA其余部分产生不必要的影响。加州大学伯克利分校的珍妮弗·杜德纳和埃玛纽埃勒·沙尔庞捷教授因为对CRISPR技术的突破性研究而被授予诺贝尔奖。这给我们带来了基因治疗的希望，正如你现在看到的，CRISPR技术已经在为干细胞技术提供动力。

找回缺失的心肌

先进的治疗方法，也包括现在进入临床的新的干细胞疗法，承诺的不仅是治疗，而且是治愈。我们已经谈到了保护心脏功能的药物或设备，以及它们如何带来一些真正的康复；还有刺激心肌细胞收缩的基因治疗，以及如何可能提高心输出量。但是，这两种策略只对幸存的心肌细胞起作用。心脏病发作造成的大规模损伤将使心肌细胞数量过少，无法满足身体的需要，无论它们是否在正常甚至超正常水平下工作。有什么最新的策略可以找回这些缺失的细胞呢？

首先，有一个想法是刺激我们从碳定年研究中看到的那 1% 的心肌细胞的转换。研究人员已经回头用上了微 RNA，这些遗传物质的短序列是所有身体步骤的管弦乐队指挥。它们是微小的控制器，帮助同样的 2 万个基因产生一个洋葱或一个人。由于只有不到 2 000 个微 RNA，因此有可能创建实验室模型来对它们全部单独测试。这一策略筛选出了少数微 RNA，当在实验室培养皿中对这些细胞进行测试时，研究者发现它们可能具有刺激心肌细胞增殖的恰当特性。心肌细胞现在能够不断地分裂和生长，产生新一代的细胞。最有希望的微 RNA 已在猪身上进行了临床前测试，这是常用的方法，因为猪的心脏和人类的心脏有许多相似之处。这种微 RNA 通过腺苷脱氨酶基因治疗载体，被靶向心肌细胞。

最初的结果似乎非常有前景：在心脏病发作后的最初几天

内，心肌出现了惊人的再生。[14] 然而，腺苷转氨酶与微RNA的组合过于强大和持久，只管不断地生长出新的肌肉。每次心肌细胞分裂时，它们必须打破自己的结构，变得像未成熟的细胞一样，才能正常分离。当它们处于这种状态时，就会破坏电流在整颗心脏内的平滑流动。由于越来越多的心肌细胞进行分裂，心律变得非常容易受到干扰。这些猪一头接一头地出现了灾难性的心律失常，并诱发了心源性猝死。这戏剧性地强调了这样一个信息：心脏天生抵抗再生，因为它的结构在很大程度上取决于其成熟心肌细胞的完美整合。现在的挑战是如何控制治疗过程，在治愈心肌梗死瘢痕和扰乱心脏结构之间"走钢丝"。鉴于潜在的灾难，微RNA疗法在到达临床试验阶段之前，将需要许多安全保障措施。用药剂进行短期刺激，比如使用化学修饰的RNA分子等，已经在临床试验中进行了测试——这可能会给出答案。[15]

如果我们不能安全地诱导心脏自我再生，那么我们是否可以加入新的iPSCs心肌细胞，并期待它们接管一些收缩的工作？这些细胞是通过基因重组从患者自己的皮肤细胞或血细胞中产生的，因此与该患者免疫兼容。人类iPSCs心肌细胞一直是心脏干细胞领域伟大的成功故事，能够产生数十亿个细胞，并容易组成搏动的肌肉贴片。当然，它们应该可以被利用来提供所需的心肌细胞？

早期试验又一次展示出有希望的前景，尽管许多细胞在被直接注入心脏时死亡，但那些留下来的细胞在几周或几个月后与成熟细胞连接了起来，似乎有助于恢复心脏功能。然而，当研究人员进展到更大的试验动物和扩大移植物的规模时，他们遇到了麻烦。严重的心律失常出现了，几乎在注射iPSCs心肌细胞后立即开始发作，并持续了几个月。[16] 最终，心率平稳下来，但对未来的治疗来说，这将是一个非常危险的心脏中断期。我们不确定这是为什么，但有几种可能性。首先，我们可以看到iPSCs心肌细胞在植入后继续自发地跳动，因此可能已经树立了一个竞争对手，并干扰心脏起搏系统。其次，iPSCs心肌细胞是一种不成熟的心肌细胞，因此，像微RNA治疗后分裂的心肌细胞一样，它们可能已经破坏了心脏结构。两个月后，它们变得更加成熟，并与成熟心肌细胞建立了良好的连接，因此心肌再次成为一个由心脏主起搏点控制的平滑结构。我们能不能解决这个问题，避免早期不成熟的、未连接的、搏动的iPSCs心肌细胞出现？

工程心脏组织（搏动的肌肉贴片）似乎是一条可以往前走的路。它们可以被放大到大型动物或人类心脏所需的大小，并包含10亿个或更多的iPSCs心肌细胞。在工程组织中进行工作，将使iPSCs心肌细胞比躺在培养皿中更加成熟。将iPSCs心肌细胞铺设在心脏表面并进行缝合，使我们能够将其定位在瘢痕和未受影响的组织之间。即使是在非常大的构造中，结果也很好，心脏功能得到了改善。[17] 最重要的是，它们似乎不会引起心律失常。然而，它们也没有直接与心脏进行电耦合（这可能是它们未引起心律失常的原因）。目前，研究者正极力改进这些贴片，通过添加其他类型的支持细胞或制造新型材料，在强度、灵活性和电传导方面改进它们。在伦敦帝国理工学院，我们正试图整合进一个电子起搏器，将工程心脏组织与宿主心脏结合起来。工程组织和机械装置都有其缺陷，也许未来的方向是半机械装置，是组织和电子器件或机器人的混合体，以结合两者的优点。

初步的努力已经开始将iPSCs心肌细胞推向临床。一项对6名患者的研究，将源自多能干细胞的前心肌细胞植入贴片。[18] 新闻报道说中国有两名患者接受了iPSCs心肌细胞注射，日本的一名患者使用了薄如蝉翼的工程心脏组织贴片。[19] 其他几项试验正在德国和法国展开。然而，与此同时，我们发现了iPSCs心肌细胞的另一项用途，它能以一种完全不同的方式帮助我们治疗心脏病。

个体化干细胞——皿中临床试验

除了为心脏提供新的肌肉，人类多能干细胞的另一种用途已在制药业掀起风暴。这就是"皿中之病"模型，只需提取血液或皮肤样本，就能用数千种药物测试你的心脏。当你把血细胞或皮肤细胞变成iPSCs时，它们仍然携带着相同的基因。当你把iPSCs转变成心肌细胞、肝脏细胞、脑细胞等时，这些基因仍保持不变。如果你有一个使该器官容易生病的基因，它将显示在iPSCs衍生的细胞的功能中。这意味着我们可以观察你的心脏功能，甚至不用接触你的心脏。

与iPSCs有关的一切听起来像科幻小说，但这部分工作已被反复证明。如果患者的心脏有电故障，他们会出现心律失常，或有心源性猝死的风险，那么从他们身上取得iPSCs细胞后得到的iPSCs来源心肌细胞会出现同样的问题。与临床医生合作后，我们从西班牙一个有心律失常病史的家庭获得了皮肤细胞。那位父亲有一个导致心脏异常生长和心律失常的突变；他的一个儿子是该基因缺陷的携带者，另一个儿子则不是。我们从他们身上创造出iPSCs心肌细胞，在用这些心肌细胞设计的工程心脏组织中，我们可以清楚地看到心律失常的波纹在肌肉条上流动。[20]来自父亲和受影响的儿子的细胞非常清楚地显示了这些，但来自未受影响的儿子的iPSCs心肌细胞完全正常。这只是数百个例子中的一个，能在一个培养皿的iPSCs心肌细胞中清楚地显示出心脏缺陷。

将CRISPR基因编辑与iPSCs相结合，是一项非常强大的技术，让我们能够了解突变如何影响心脏。在这个西班牙家庭中，当我们在受影响的父亲和儿子的iPSCs中编辑去除突变基因时，我们消除了心律失常。相反，当我们将相同的突变基因加入未受影响的儿子的iPSCs心肌细胞时，这些细胞受到了非常类似心律失常的干扰。这是突变导致心律失常的有力证据。但携带该突变的儿子所患的疾病没有父亲那么严重；而常见的情况是，家庭成员中的下一代会受到更大的影响。我们认为，存在一种我们早先在肌连蛋白突变中看到的"二次打击"现象，即其他基因的变异可以放大或缩小主要突变的影响。在培养皿中结合疾病和基因编辑，为研究这种效应开辟了一条道路。我们可以将突变编辑到取自许多人的iPSCs中，看看其他基因是否能使心律失常恶化或缓解。最后，我们可以开始了解为什么同样的突变在一个人身上可能是毁灭性的，而在另一个人身上却几乎不被注意到。

用iPSCs建立的这种疾病模型已经彻底改变了药物发现过程（图11-1）。首先，小型研究能够在培养皿中的iPSCs心肌细胞上测试药物，并建议将成功的药物用于治疗患者。[21] 即使是出生时就存在的基因突变，也可以通过这种方法进行治疗。

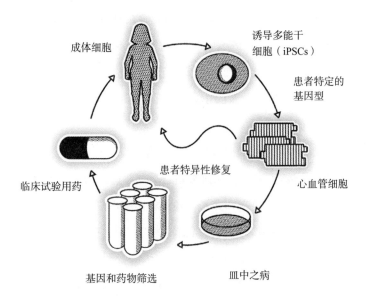

图 11-1　成体细胞可以被重编程为诱导多能干细胞，并就此转变成心血管细胞。这些细胞有可能生成与患者匹配的心脏组织，并用于心脏修复。它们也可以被用于"皿中之病"的研究，研究者用药物治疗它们，以了解药物对iPSCs衍生细胞的安全性或治疗疾病的能力

斯坦福大学的一个团队研究了一个家族的四代人，他们有一个名为*LMNA*的基因发生了危险的突变，导致年轻时就出现心

律失常。有这种突变的家庭成员通常出现心脏扩大和衰竭，而且心律失常常常导致心源性猝死。[22] LMNA（核纤层蛋白A/C）是一种蛋白质，其作用是让细胞通过感知机械变化来适应环境。这个基因突变同时影响了心肌细胞和血管内壁（内皮细胞），导致了心脏的纤维化和瘢痕化。研究人员从该家族的成员那里提取组织样本，并将其重新编程为iPSCs。然后他们用iPSCs创建了心肌细胞和内皮细胞，以研究它们的功能——既有单独的功能也有互动的功能。通过比较这些细胞和未受影响的家族成员的细胞之间的蛋白质表达范围，他们能够确定蛋白质的表达差异。先进的数学工具让他们得以聚焦可能的目标。对iPSCs心肌细胞或内皮细胞的基因编辑，帮助他们确认疾病发展过程中哪些变化是重要的。一种名为KLF2的蛋白质似乎是关键所在。通过分析已在临床使用的药物结构，他们选择了那些通过数学建模显示能与KLF2结合的药物。他们偶然发现其中一些是他汀类药物：除了降低胆固醇，还具有调节KLF2的额外特性。显然，无论如何，它们将是一类安全、有益的药物，可以给心脏病患者使用。这使它们成为一组有待测试的候选者。对iPSCs内皮细胞和心肌细胞的测试证实，洛伐他汀是最好的候选药物之一，可以逆转 *LMNA* 基因突变的破坏性影响。最后，也是最好的测试：对少数患者的治疗显示，用洛伐他汀治疗可以改善他们的内皮功能。这是一个新科学的最佳胜利范例，将干细胞生物学、数学科学和临床医学结合起来，对以前无法治愈的疾病产生实际影响。

现在，我们有了制造数十亿个iPSCs心肌细胞的能力，可以进行大规模操作，一次测试数百种或数千种潜在的新化合物。药物公司可以通过这种人性化、针对特定患者的细胞来源，更有效地选择成功的化合物。最好的药物可以在来自许多人的iPSCs上进行测试，包括患有和不患有心脏病的人。在培养皿里，就可以进行临床试验。这些细胞可以与心脏中的其他细胞类型"混合"，以便与体内环境进行更真实的比较；它们还可以"老化"，以建立一个与成人心脏更相关的模型。动物试验可以显著减少，这项工作的大部分得到了寻求减少科学研究中动物使用的组织的支持。虽然药物的最终监管步骤仍然需要在人类使用前进行一些动物测试，但由于用iPSCs进行初步筛选，这类试验将数量更少且对动物来说更安全。

我一开始就告诉过你，这将是一个令人震惊的消息。诱导多能干细胞是一个真正的科学奇迹。它们不仅有能力制造出真实、年轻、有活力的心肌，而且有助于揭示基因的真正功能，找到治疗心脏病的新药。对身体的每个器官来说，也都是如此。

这就是未来的模样。远程监测为你创造了一个"虚拟双胞胎"，其数据流来自你的生活：你的生命体征、基因构成、社会环境和对外部风险的暴露。[23]就像现在的飞机部件一样，你的健康状况的实时计算机模型可以预测和抵御临近的威胁。你的心脏在一个微小的微流控芯片上被重新创建，其中的多种细胞类型都来自你自己的细胞——被重编程为iPSCs。[24]当你的虚拟双胞胎送你去治疗时，可以通过对你的个性化芯片进行测试来选择适合你的理想药物。或者它可能表明，你的某个基因需要通过

CRISPR/Cas9 基因治疗进行一些调整。你可能会得到一个临时的心脏支持装置，以使你的心脏恢复。也许到那时，我们已经用精密的新机器人技术加上三维生物打印的 iPSCs 细胞构建了一颗替代心脏。但我们并不低估心脏在这次旅程中可能面临的新挑战。由于你的心脏已经有 5.2 亿年的演化史，将一切安排得井井有条，我们仍然有点儿距离需要迎头赶上。[25]

致谢

感谢我的经纪人热姆·马歇尔，感谢他在我为非学术界人士写作迈出的第一步中，提供耐心指导和帮助。感谢我的编辑马特·布朗对手稿进行了明智、精心的润色，感谢凯瑟琳·威尔逊对文本进行了富有想象力的补充，感谢马特·霍尔福德提供了富有创意的插图。我还要感谢许多同事、博士后和学生，特别是彼得·奥加拉（肌细胞大师）、朱莉娅·戈雷利克（纳米域女王）和亚历克斯·里昂（Takotsubo综合征权威）。我还要永远感谢我的丈夫雷，感谢他始终如一的支持和专业的技术建议。

第 1 章

1. J. Miller, *The Body in Question* (London: Random House, 1980).

2. H. Kato, A. B. Jena, and Y. Tsugawa, "Patient Mortality after Surgery on the Surgeon's Birthday: Observational Study," *BMJ* 371 (2020): m4381; B. N. Greenwood, S. Carnahan, and L. Huang, "Patient-Physician Gender Concordance and Increased Mortality among Female Heart Attack Patients," *Proceedings of the National Academy of Sciences USA* 115 (2018): 8569–8574.

3. R. Sinharay, J. Gong, B. Barratt, P. Ohman-Strickland, S. Ernst, F. J. Kelly, J. J. Zhang, P. Collins, P. Cullinan, and K. F. Chung, "Respiratory and Cardiovascular Responses to Walking Down a Traffic-Polluted Road Compared with Walking in a Traffic-Free Area in Participants Aged 60 years and Older with Chronic Lung or Heart Disease and Age-Matched Healthy Controls: A Randomised, Crossover Study," *Lancet* 391 (2018): 339–349.

第 2 章

1. "Global Health Estimates," World Health Organization, accessed December 21, 2021, https://www.who.int/data/global-health-es timates.

2. E. J. Benjamin, P. Muntner, A. Alonso, M. S. Bittencourt, C. W. Callaway, A. P. Carson, A. M. Chamberlain, A. R. Chang, S. Cheng, and S. R. Das et al., *Heart Disease and Stroke Statistics—2019 Update: A Report from the American Heart Association*, circulation 139 (2019): e56–e528, doi: 10.1161/CIR.0000000000000659.

3. "Heart Statistics," British Heart Foundation, accessed December 21, 2021, https://www.bhf.org.uk/what-we-do/our-research/heart -statistics.

4. M. Sims, R. Maxwell, L. Bauld, and A. Gilmore, "Short Term Impact of Smoke-Free Legislation in England: Retrospective Analysis of Hospital Admissions for Myocardial Infarction," *BMJ* 340 (2010): c2161.

5. R. Chou, T. Dana, I. Blazina, M. Daeges, and T. L. Jeanne, "Statins for Prevention of Cardiovascular Disease in Adults: Evidence Report and Systematic Review for the US Preventive Services Task Force," *Journal of the American Medical Association* 316 (2016): 2008–2024.

6. C. J. Taylor, J. M. Ordóñez-Mena, N. R. Jones, A. K. Roalfe, S. Lay-Flurrie, T. Marshall, and F. D. R. Hobbs, "National Trends in Heart Failure Mortality in Men and Women, United Kingdom, 2000–2017," *European Journal of Heart Failure* 23 (2021): 3–12; G. A. Mensah, G. S. Wei, P. D. Sorlie, L. J. Fine, Y. Rosenberg, P. G. Kaufmann, M. E. Mussolino, L. L. Hsu, E. Addou, and M. M. Engelgau et al., "Decline in Cardiovascular Mortality: Possible Causes and Implications," *Circulation Research* 120 (2017): 366–380.

7. E. C. Matthay, K. A. Duchowny, A. R. Riley, and S. Galea, "Projected All-Cause Deaths Attributable to COVID-19-Related Unemployment in the United States," *American Journal of Public Health* 111 (2021): 696–699; A. N. S. Cartaxo, F. I. C. Barbosa, P. H. de Souza Bermejo, M. F. Moreira, and D. N. Prata, "The Exposure Risk to COVID-19 in Most Affected Countries: A Vulnerability Assessment Model," *PLOS One* 16 (2021): e0248075.

8. R. Chetty, M. Stepner, S. Abraham, S. Lin, B. Scuderi, N. Turner, A. Bergeron, and D. Cutler, "The Association between Income and Life Expectancy in the United States, 2001–2014," *Journal of the American Medical Association* 315 (2016): 1750–1766.

9. "Homeless People Die 30 Years Younger, Study Suggests," BBC News, December 21, 2011, https://www.bbc.co.uk/news/uk-162 72120.

10. M. R. Sterling, J. B. Ringel, L. C. Pinheiro, M. M. Safford, E. B. Levitan, E. Phillips, T. M. Brown, and P. Goyal, "Social Determinants of Health and 90-Day Mortality after Hospitalization for Heart Failure in the REGARDS Study," *Journal of the American Heart Association* 9 (2020): e014836.

11. M. G. Marmot, G. D. Smith, S. Stansfeld, C. Patel, F. North, J. Head, I. White, E. Brunner, and A. Feeney, "Health Inequalities among British Civil Servants: The Whitehall II Study," *Lancet* 337 (1991) 1387–1393.

12. A. Tanaka, M. J. Shipley, C. A. Welch, N. E. Groce, M. G. Marmot, M. Kivimaki, A. Singh-Manoux, and E. J. Brunner, "Socioeconomic Inequality in Recovery from Poor Physical and Mental Health in Mid-life and Early Old Age: Prospective Whitehall II Cohort Study," *Journal of Epidemiology and Community Health* 72 (2018): 309–313.

13. M. Razzoli, K. Nyuyki-Dufe, A. Gurney, C. Erickson, J. McCallum, N. Spielman, M. Marzullo, J. Patricelli, M. Kurata, and E. A. Pope et al., "Social Stress Shortens Lifespan in Mice," *Aging Cell* 17 (2018): e12778.

14. S. Schafer, A. de Marvao, E. Adami, L. R. Fiedler, B. Ng, E. Khin, O. J. Rackham, S. van Heesch, C. J. Pua, and M. Kui et al., "Titin-Truncating Variants Affect Heart Function in Disease Cohorts and the General Population," *Nature Genetics* 49 (2017): 46–53.

15. P. Garcia-Pavia, Y. Kim, M. A. Restrepo-Cordoba, I. G. Lunde, H. Wakimoto, A. M. Smith, C. N. Toepfer, K. Getz, J. Gorham, and P. Patel et al., "Genetic Variants Associated with Cancer Therapy-Induced Cardiomyopathy," *Circulation* 140 (2019): 31–41.

16. J. S. Ware, A. Amor-Salamanca, U. Tayal, R. Govind, I. Serrano, J. Salazar-Mendiguchía, J. M. García-Pinilla, D. A. Pascual-Figal, J. Nuñez, and G. Guzzo-Merello et al., "Genetic Etiology for Alcohol-Induced Cardiac Toxicity," *Journal of the American College of Cardiology* 71 (2018): 2293–2302.

17. Ware et al., "Genetic Etiology."

18. J. S. Ware, J. Li, E. Mazaika, C. M. Yasso, T. DeSouza, T. P. Cappola, E. J. Tsai, D. Hilfiker-Kleiner, C. A. Kamiya, and F. Mazzarotto et al., "Shared Genetic Predisposition in Peripartum and Dilated Cardiomyopathies," *New England Journal of Medicine* 374 (2016): 233–241.

19. S. P. Murphy, N. E. Ibrahim, and J. L. Januzzi Jr., "Heart Failure with Reduced Ejection Fraction: A Review," *Journal of the American Medical Association* 324 (2020): 488–504.

20. S. Sattler, P. Fairchild, F. M. Watt, N. Rosenthal, and S. E. Harding, "The Adaptive Immune Response to Cardiac Injury: The True Roadblock to Effective Regenerative Therapies?," *NPJ Regenerative Medicine* 2 (2017): 19.

21. Benjamin et al., *Heart Disease and Stroke Statistics.*

22. "Breast Cancer: Survival," Cancer Research UK, last reviewed January 3, 2020, https://www.cancerresearchuk.org/about-cancer /breast-cancer/survival.

23. D. Slamon, W. Eiermann, N. Robert, T. Pienkowski, M. Martin, M. Press, J. Mackey, J. Glaspy, A. Chan, and M. Pawlicki et al., "Adjuvant Trastuzumab in HER2-Positive Breast Cancer," *New England Journal of Medicine* 365 (2011): 1273–1283.

24. Slamon et al., "Adjuvant Trastuzumab."

25. M. J. Feinstein, M. Bogorodskaya, G. S. Bloomfield, R. Vedanthan, M. J. Siedner, G. F. Kwan, and C. T. Longenecker, "Cardiovascular Complications of HIV in Endemic Countries," *Current Cardiology Reports* 18 (2016): 113.

第 3 章

1. N. Nair, "Epidemiology and Pathogenesis of Heart Failure with Preserved Ejection Fraction," *Reviews in Cardiovascular Medicine* 21 (2020): 531–540.

2. M. J. Lab, A. Bhargava, P. T. Wright, and J. Gorelik, "The Scanning Ion Conductance Microscope for Cellular Physiology," *American Journal of Physiology-Heart and Circulatory Physiology* 304 (2013): H1–11.

3. B. N. Pham and S. V. Chaparro, "Left Ventricular Assist Device Recovery: Does Duration of Mechanical Support Matter?," *Heart Failure Reviews* 24 (2019): 237–244.

第 4 章

1. R. Plomin, *Blueprint: How DNA Makes Who We Are* (Cambridge, MA: MIT Press, 2018).

2. A. V. Khera, M. Chaffin, K. G. Aragam, M. E. Haas, C. Roselli, S. H. Choi, P. Natarajan, E. S. Lander, S. A. Lubitz, and P. T. Ellinor et al., "Genome-wide Polygenic Scores for Common Diseases Identify Individuals with Risk Equivalent to Monogenic Mutations," *Nature Genetics* 50 (2018): 1219–1224.

3. A. Kaura, V. Panoulas, B. Glampson, J. Davies, A. Mulla, K. Woods, J. Omigie, A. D. Shah, K. M. Channon, and J. N. Weber et al., "Association of Troponin Level and Age with Mortality in 250,000 Patients: Cohort Study across Five UK Acute Care Centres," *BMJ* 367 (2019): l6055.

4. S. S. Mahmood, D. Levy, R. S. Vasan, and T. J. Wang, "The Framingham Heart Study and the Epidemiology of Cardiovascular Disease: A Historical Perspective," *Lancet* 383 (2014): 999–1008.

5. UK Biobank, accessed December 21, 2021, https://www.ukbiobank.ac.uk/.

6. P. J. Landrigan, R. Fuller, N. J. R. Acosta, O. Adeyi, R. Arnold, N. N. Basu, A. B. Baldé, R. Bertollini, S. Bose-O'Reilly, and J. I. Boufford et al., "The Lancet Commission on Pollution and Health," *Lancet* 391 (2018): 462–512.

7. H. Byrnes, "The 30 Most Polluted Places in America," *24/7 Wall St*, last updated January 6, 2020, https://247wallst.com/special-report/2019/12/03/the-30-most-polluted-places-in-america/.

8. Sinharay, "Respiratory and Cardiovascular Responses," 339–349.

9. W. von Rosenberg, T. Chanwimalueang, V. Goverdovsky, N. S. Peters, C. Papavassiliou, and D. P. Mandic, "Hearables: Feasibility of Recording Cardiac Rhythms from Head and In-ear Locations," *Royal Society Open Science* 4 (2017): 171214.

10. M. Van Puyvelde, X. Neyt, F. McGlone, and N. Pattyn, "Voice Stress Analysis: A New Framework for Voice and Effort in Human Performance," *Frontiers in Psychology* 9 (2018): 1994.

11. Y. Yan, X. Ma, L. Yao, and J. Ouyang, "Noncontact Measurement of Heart Rate Using Facial Video Illuminated under Natural Light and Signal Weighted Analysis," *Bio-Medical Materials and Engineering* 26, Suppl. 1 (2015): S903–909.

12. M. Litviňuková, C. Talavera-López, H. Maatz, D. Reichart, C. L. Worth, E. L. Lindberg, M. Kanda, K. Polanski, M. Heinig, and M. Lee et al., "Cells of the Adult Human Heart," *Nature* 588 (2020): 466–472.

13. D. P. O'Regan, "Putting Machine Learning into Motion: Applications in Cardiovascular Imaging," *Clinical Radiology* 75 (2020): 33–37.

14. S. Schafer, A. de Marvao, E. Adami, L. R. Fiedler, B. Ng, E. Khin, O. J. Rackham, S. van Heesch, C. J. Pua, and M. Kui et al., "Titin-Truncating Variants Affect Heart Function in Disease Cohorts and the General Population," *Nature Genetics* 49 (2017): 46–53.

15. G. A. Bello, T. J. W. Dawes, J. Duan, C. Biffi, A. de Marvao, L. Howard, J. S. R. Gibbs, M. R. Wilkins, S. A. Cook, and D. Rueckert et al., "Deep Learning Cardiac Motion Analysis for Human Survival Prediction," *Nature Machine Intelligence* 1 (2019): 95–104.

16. "Amazon Scrapped 'Sexist AI' Tool," BBC News, October 10, 2018.

第 5 章

1. A. R. Orkaby, J. A. Driver, Y. L. Ho, B. Lu, L. Costa, J. Honerlaw, A. Galloway, J. L. Vassy, D. E. Forman, and J. M. Gaziano et al., "Association of Statin Use with All-Cause and Cardiovascular Mortality in US Veterans 75 Years and Older," *Journal of the American Medical Association* 324 (2020): 68–78.

2. O. Bergmann, S. Zdunek, A. Felker, M. Salehpour, K. Alkass, S. Bernard, S. L. Sjostrom, M. Szewczykowska, T. Jackowska, and C.

Dos Remedios et al., "Dynamics of Cell Generation and Turnover in the Human Heart," *Cell* 161 (2015): 1566–1575.

3. K. L. Spalding, O. Bergmann, K. Alkass, S. Bernard, M. Salehpour, H. B. Huttner, E. Boström, I. Westerlund, C. Vial, and B. A. Buchholz et al., "Dynamics of Hippocampal Neurogenesis in Adult Humans," *Cell* 153 (2013): 1219–1227.

4. M. Didié, D. Biermann, R. Buchert, A. Hess, K. Wittköpper, P. Christalla, S. Döker, F. Jebran, F. Schöndube, and H. Reichenspurner et al., "Preservation of Left Ventricular Function and Morphology in Volume-Loaded versus Volume-Unloaded Heterotopic Heart Transplants," *American Journal of Physiology-Heart and Circulatory Physiology* 305 (2013): H533–541.

5. B. N. Pham and S. V. Chaparro, "Left Ventricular Assist Device Recovery: Does Duration of Mechanical Support Matter?," *Heart Failure Reviews* 24 (2019): 237–244.

6. D. W. T. Wundersitz, B. A. Gordon, C. J. Lavie, V. Nadurata, and M. I. C. Kingsley, "Impact of Endurance Exercise on the Heart of Cyclists: A Systematic Review and Meta-analysis," *Progress in Cardiovascular Diseases* 63 (2020): 750–761.

7. "Heart Statistics," British Heart Foundation, accessed December 21, 2021, https://www.bhf.org.uk/what-we-do/our-research/heart-statistics; "High Blood Pressure," Centers for Disease Control and Prevention (CDC), last reviewed October 22, 2020, https://www.cdc.gov/bloodpressure.

8. R. M. Carey and P. K. Whelton, "The 2017 American College of Cardiology/American Heart Association Hypertension Guideline: A Resource for Practicing Clinicians," *Annals of Internal Medicine* 168 (2018): 359–360.

9. C. Maraboto and K. C. Ferdinand, "Update on Hypertension in African-Americans," *Progress in Cardiovascular Diseases* 63 (2020): 33–39.

10. M. P. Gupta, "Factors Controlling Cardiac Myosin-Isoform Shift during Hypertrophy and Heart Failure," *Journal of Molecular and Cellular Cardiology* 43 (2007): 388–403.

11. M. Shanmuganathan, J. Vughs, M. Noseda, and C. Emanueli, "Exosomes: Basic Biology and Technological Advancements Suggesting Their Potential as Ischemic Heart Disease Therapeutics," *Frontiers in Physiology* 9 (2018): 1159.

12. Shanmuganathan et al., "Exosomes."

13. R. Tikhomirov, B. R. Donnell, F. Catapano, G. Faggian, J. Gorelik, F. Martelli and C. Emanueli, "Exosomes: From Potential Culprits to New Therapeutic Promise in the Setting of Cardiac Fibrosis," *Cells* 9 (2020): 592.

14. Tikhomirov et al., "Exosomes."

第 6 章

1. J. L. Ardell and J. A. Armour, "Neurocardiology: Structure-Based Function," *Comprehensive Physiology* 6 (2016): 1635–1653.

2. S. N. Garfinkel and H. D. Critchley, "Threat and the Body: How the Heart Supports Fear Processing," *Trends in Cognitive Science* 20 (2016): 34–46.

3. S. W. Jeong, S. H. Kim, S. H. Kang, H. J. Kim, C. H. Yoon, T. J. Youn, and I. H. Chae, "Mortality Reduction with Physical Activity in Patients with and without Cardiovascular Disease," *European Heart Journal* 40 (2019): 3547–3555.

第 7 章

1. Y. J. Akashi, H. M. Nef, and A. R. Lyon, "Epidemiology and Pathophysiology of Takotsubo Syndrome," *Nature Reviews Cardiology* 12 (2015): 387–397.

2. Akashi, Nef, and Lyon, "Epidemiology and Pathophysiology."

3. Y. H. Shams, K. Feldt, and M. Stålberg, "A Missed Penalty Kick Triggered Coronary Death in the Husband and Broken Heart Syndrome in the Wife," *American Journal of Cardiology* 116 (2015): 1639–1642.

4. W. Kirkup and D. W. Merrick, "A Matter of Life and Death: Population Mortality and Football Results," *Journal of Epidemiology and Community Health* 57 (2003): 429–432.

5. D. Carroll, S. Ebrahim, K. Tilling, J. Macleod, and G. D. Smith, "Admissions for Myocardial Infarction and World Cup Football: Database Survey," *BMJ* 325 (2002): 1439–1442.

6. U. Wilbert-Lampen, D. Leistner, S. Greven, T. Pohl, S. Sper, C. Völker, D. Güthlin, A. Plasse, A. Knez, and H. Küchenhoff et al., "Cardiovascular Events during World Cup Soccer," *New England Journal of Medicine* 358 (2008): 475–483.

7. M. A. Kaballo, A. Yousif, A. M. Abdelrazig, A. A. Ibrahim, and T. G. Hennessy, "Takotsubo Cardiomyopathy after a Dancing Session: A Case Report," *Journal of Medical Case Reports* 5 (2011): 533.

8. J. R. Ghadri, A. Sarcon, J. Diekmann, D. R. Bataiosu, V. L. Cammann, S. Jurisic, L. C. Napp, M. Jaguszewski, F. Scherff, and P. Brugger et al., "Happy Heart Syndrome: Role of Positive Emotional Stress in Takotsubo Syndrome," *European Heart Journal* 37 (2016): 2823–2829.

9. C. E. Rodriguez-Castro, F. Saifuddin, M. Porres-Aguilar, S. Said, D. Gough, T. Siddiqui, D. Mukherjee, and A. Abbas, "Reverse Takotsubo Cardiomyopathy with Use of Male Enhancers," *Baylor University Medical Center Proceedings* 28 (2015): 78–80.

10. A. Ali, A. K. Niazi, P. Minko, P. J. Saha, K. Elliott, N. Bhatnagar and S. Ayad, "A Case of Takotsubo Cardiomyopathy after Local Anesthetic and Epinephrine Infiltration," *Cureus* 10 (2018): e3173.

11. A. Singh, T. Sturzoiu, S. Vallabhaneni, and J. Shirani, "Stress Cardiomyopathy Induced during Dobutamine Stress Echocardiography," *International Journal of Critical Illness and Injury Science* 10 (2020): 43–48.

12. L. E. Gibson, M. R. Klinker, and M. J. Wood, "Variants of Takotsubo Syndrome in the Perioperative Period: A Review of Potential Mechanisms and Anaesthetic Implications," *Anaesthesia Critical Care and Pain Medicine* 39 (2020): 647–654.

13. F. Y. Marmoush, M. F. Barbour, T. E. Noonan, and M. O. Al-Qadi, "Takotsubo Cardiomyopathy: A New Perspective in Asthma," *Case Reports in Cardiology* (2015): 640795.

14. V. Zvonarev, "Takotsubo Cardiomyopathy: Medical and Psychiatric Aspects. Role of Psychotropic Medications in the Treatment of Adults with 'Broken Heart' Syndrome," *Cureus* 11 (2019): e5177.

15. O. A. Kajander, M. P. Virtanen, S. Sclarovsky, and K. C. Nikus, "Iatrogenic Inverted Takotsubo Syndrome Following Intravenous Adrenaline Injections for an Allergic Reaction," *International Journal of Cardiology* 165 (2013): e3–5.

16. A. Aweimer, I. El-Battrawy, I. Akin, M. Borggrefe, A. Mügge, P. C. Patsalis, A. Urban, M. Kummer, S. Vasileva, and A. Stachon et al., "Abnormal Thyroid Function Is Common in Takotsubo Syndrome and Depends on Two Distinct Mechanisms: Results of a Multicentre Observational Study," *Journal of Internal Medicine* 289 (2021): 675–687; S. Cappelletti, C. Ciallella, M. Aromatario, H. Ashrafian, S. Harding, and T. Athanasiou, "Takotsubo Cardiomyopathy and Sepsis," *Angiology* 68 (2017): 288–303.

17. N. A. Morris, A. Chatterjee, O. L. Adejumo, M. Chen, A. E. Merkler, S. B. Murthy, and H. Kamel, "The Risk of Takotsubo Cardiomyopathy in Acute Neurological Disease," *Neurocritical Care* 30 (2019): 171–176.

18. Marmoush et al., "Takotsubo Cardiomyopathy."

19. H. Gong, D. L. Adamson, H. K. Ranu, W. J. Koch, J. F. Heubach, U. Ravens, O. Zolk, and S. E. Harding, "The Effect of Gi-Protein Inactivation on Basal, and Beta(1)- and Beta(2)AR-Stimulated Contraction of Myocytes from Transgenic Mice Overexpressing the Beta(2)-Adrenoceptor," *British Journal of Pharmacology* 131 (2000): 594–600.

20. A. R. Hasseldine, E. A. Harper, and J. W. Black, "Cardiac-specific Overexpression of Human Beta2 Adrenoceptors in Mice Exposes Coupling to Both Gs and Gi Proteins," *British Journal of Pharmacology* 138 (2003): 1358–1366.

21. H. Paur, P. T. Wright, M. B. Sikkel, M. H. Tranter, C. Mansfield, P. O'Gara, D. J. Stuckey, V. O. Nikolaev, I. Diakonov, and L. Pannell et al., "High Levels of Circulating Epinephrine Trigger Apical Cardiodepression in a β2-adrenergic Receptor/Gi-dependent

Manner: A New Model of Takotsubo Cardiomyopathy," *Circulation* 126 (2012): 697–706.

22. Paur et al., "High Levels."

23. Y. J. Akashi, H. M. Nef, and A. R. Lyon, "Epidemiology and Pathophysiology of Takotsubo Syndrome," *Nature Reviews Cardiology* 12 (2015): 387–397.

24. S. E. Harding and H. Gong, "Beta-Adrenoceptor Blockers as Agonists: Coupling of Beta2-Adrenoceptors to Multiple G-Proteins in the Failing Human Heart," *Congestive Heart Failure* 10 (2004): 181–185.

25. F. Waagstein, K. Caidahl, I. Wallentin, C. H. Bergh, and A. Hjalmarson, "Long-Term Beta-Blockade in Dilated Cardiomyopathy: Effects of Short- and Long-Term Metoprolol Treatment Followed by Withdrawal and Readministration of Metoprolol," *Circulation* 80 (1989): 551–563.

26. L. S. Couch, J. Fiedler, G. Chick, R. Clayton, E. Dries, L. M. Wienecke, L. Fu, J. Fourre, P. Pandey, and A. A. Derda et al., "Circulating MicroRNAs Predispose to Takotsubo Syndrome Following High-Dose Adrenaline Exposure," *Cardiovascular Research* (2021), doi: 10.1093/cvr/cvab210.

第8章

1. L. Mosca, E. Barrett-Connor, and N. K. Wenger, "Sex/Gender Differences in Cardiovascular Disease Prevention: What a Difference a Decade Makes," *Circulation* 124 (2011): 2145–2154.

2. F. Mauvais-Jarvis, N. Bairey Merz, P. J. Barnes, R. D. Brinton, J. J. Carrero, D. L. DeMeo, G. J. De Vries, C. N. Epperson, R. Govindan, and S. L. Klein et al., "Sex and Gender: Modifiers of Health, Disease, and Medicine," *Lancet* 396 (2020): 565–582.

3. F. Mauvais-Jarvis et al., "Sex and Gender."

4. K. Matsushita, N. Ding, M. Kou, X. Hu, M. Chen, Y. Gao, Y. Honda, D. Zhao, D. Dowdy, and Y. Mok et al., "The Relationship of COVID-19 Severity with Cardiovascular Disease and Its

Traditional Risk Factors: A Systematic Review and Meta-Analysis,"
Global Heart 15 (2020): 64; I. Torjesen, "Covid-19: Middle Aged
Women Face Greater Risk of Debilitating Long Term Symptoms,"
BMJ 372 (2021): n829.

5. Torjesen, "Covid-19."

6. Torjesen.

7. P. J. Connelly, E. Marie Freel, C. Perry, J. Ewan, R. M. Touyz,
G. Currie, and C. Delles, "Gender-Affirming Hormone Therapy,
Vascular Health and Cardiovascular Disease in Transgender Adults,"
Hypertension 74 (2019): 1266–1274.

8. J. P. Walsh and A. C. Kitchens, "Testosterone Therapy and
Cardiovascular Risk," *Trends in Cardiovascular Medicine* 25 (2015):
250–257.

9. M. Gambacciani, A. Cagnacci, and S. Lello, "Hormone Replace-
ment Therapy and Prevention of Chronic Conditions," *Climacteric*
22 (2019): 303–306; A. Cagnacci and M. Venier, "The Controver-
sial History of Hormone Replacement Therapy," *Medicina* (Kaunas,
Lithuania) 55 (2019): 602.

10. J. Marsden, "British Menopause Society Consensus Statement:
The Risks and Benefits of HRT Before and After a Breast Cancer
Diagnosis," *Post Reproductive Health* 25 (2019): 33–37.

11. F. Mauvais-Jarvis, N. Bairey Merz, P. J. Barnes, R. D. Brinton,
J. J. Carrero, D. L. DeMeo, G. J. De Vries, C. N. Epperson, R. Gov-
indan, and S. L. Klein et al., "Sex and Gender: Modifiers of Health,
Disease, and Medicine," *Lancet* 396 (2020): 565–582.

12. R. O. Roswell, J. Kunkes, A. Y. Chen, K. Chiswell, S. Iqbal,
M. T. Roe, and S. Bangalore, "Impact of Sex and Contact-to-
Device Time on Clinical Outcomes in Acute ST-Segment Elevation
Myocardial Infarction—Findings from the National Cardiovascu-
lar Data Registry," *Journal of the American Heart Association* 6 (2017):
e004521.

13. M. Erickson, "Why Are So Few Interventional Cardiologists
Women? A New Study Offers a Few Clues," *Scope 10K* blog, Feb-
ruary 4, 2019, Stanford Medicine, https://scopeblog.stanford.edu

/2019/02/04/why-are-so-few-interventional-cardiologists-women -a-new-study-offers-a-few-clues/.

14. B. N. Greenwood, S. Carnahan, and L. Huang, "Patient-Physician Gender Concordance and Increased Mortality among Female Heart Attack Patients," *Proceedings of the National Academy of Sciences USA* 115 (2018): 8569–8574.

15. T. A. Laveist and A. Nuru-Jeter, "Is Doctor-Patient Race Concordance Associated with Greater Satisfaction with Care?," *Journal of Health and Social Behavior* 43 (2002): 296–306; T. A. LaVeist, A. Nuru-Jeter, and K. E. Jones, "The Association of Doctor-Patient Race Concordance with Health Services Utilization," *Journal of Public Health Policy* 24 (2003): 312–323.

16. S. Simon and P. M. Ho, "Ethnic and Racial Disparities in Acute Myocardial Infarction," *Current Cardiology Reports* 22 (2020): 88; S. A. Karnati, A. Wee, M. M. Shirke, and A. Harky, "Racial Disparities and Cardiovascular Disease: One Size Fits All Approach?," *Journal of Cardiac Surgery* 35 (2020): 3530–3538.

17. J. J. Chinn, I. K. Martin, and N. Redmond, "Health Equity among Black Women in the United States," *Journal of Women's Health* 30 (2021): 212–219.

18. "Bem Sex Role Inventory" survey, PsyToolkit, accessed December 21, 2021, psytoolkit.org/c/3.4.0/survey?s=BsNnQ.

19. R. Pelletier, N. A. Khan, J. Cox, S. S. Daskalopoulou, M. J. Eisenberg, S. L. Bacon, K. L. Lavoie, K. Daskupta, D. Rabi, and K. H. Humphries et al., "Sex Versus Gender-Related Characteristics: Which Predicts Outcome after Acute Coronary Syndrome in the Young?," *Journal of the American College of Cardiology* 67 (2016): 127–135.

20. A. McGregor, *Sex Matters* (London: Quercus, 2020).

第 9 章

1. N. Bhatia and M. El-Chami, "Leadless Pacemakers: A Contemporary Review," *Journal of Geriatric Cardiology* 15 (2018): 249–253.

2. M. Rav Acha, E. Soifer, and T. Hasin, "Cardiac Implantable Electronic Miniaturized and Micro Devices," *Micromachines* (Basel) 11 (2020): 902.

3. Rav Acha, Soifer, and Hasin, "Cardiac Implantable."

4. Rav Acha, Soifer, and Hasin.

5. Rav Acha, Soifer, and Hasin.

6. L. Bereuter, T. Niederhauser, M. Kucera, D. Loosli, I. Steib, M. Schildknecht, A. Zurbuchen, F. Noti, H. Tanner, and T. Reichlin et al., "Leadless Cardiac Resynchronization Therapy: An In Vivo Proof-of-Concept Study of Wireless Pacemaker Synchronization," *Heart Rhythm* 16 (2019): 936–942.

7. A. B. E. Quast, F. V. Y. Tjong, B. E. Koop, A. A. M. Wilde, R. E. Knops, and M. C. Burke, "Device Orientation of a Leadless Pacemaker and Subcutaneous Implantable Cardioverter-Defibrillator in Canine and Human Subjects and the Effect on Intrabody Communication," *Europace* 20 (2018): 1866–1871.

8. F. M. Merchant, W. C. Levy, and D. B. Kramer, "Time to Shock the System: Moving Beyond the Current Paradigm for Primary Prevention Implantable Cardioverter-Defibrillator Use," *Journal of the American Heart Association* 9 (2020): e015139.

9. Rav Acha, Soifer, and Hasin, "Cardiac Implantable."

10. Rav Acha, Soifer, and Hasin.

11. W. E. Cohn, D. L. Timms, and O. H. Frazier, "Total Artificial Hearts: Past, Present, and Future," *Nature Reviews Cardiology* 12 (2015): 609–617.

12. J. Copeland, S. Langford, J. Giampietro, J. Arancio, and F. Arabia, "Total Artificial Heart Update," *Surgical Technology International* 39 (2021): 243–248.

13. G. Torregrossa, M. Morshuis, R. Varghese, L. Hosseinian, V. Vida, A. Tarzia, A. Loforte, D. Duveau, F. Arabia, and P. Leprince et al., "Results with SynCardia Total Artificial Heart beyond 1 Year," *ASAIO Journal* 60 (2014): 626–634.

14. J. L. Vieira, H. O. Ventura, and M. R. Mehra, "Mechanical Circulatory Support Devices in Advanced Heart Failure: 2020 and Beyond," *Progress in Cardiovascular Diseases* 63 (2020): 630–639.

15. W. E. Cohn, D. L. Timms, and O. H. Frazier, "Total Artificial Hearts: Past, Present, and Future," *Nature Reviews Cardiology* 12 (2015): 609–617.

16. K. K. Khush, L. Potena, W. S. Cherikh, D. C. Chambers, M. O. Harhay, D. Hayes, Jr., E. Hsich, A. Sadavarte, T. P. Singh, and A. Zuckermann et al., "The International Thoracic Organ Transplant Registry of the International Society for Heart and Lung Transplantation: 37th Adult Heart Transplantation Report 2020; Focus on Deceased Donor Characteristics," *Journal of Heart and Lung Transplantation* 39 (2020): 1003–1015.

17. A. F. Sunjaya and A. P. Sunjaya, "Combating Donor Organ Shortage: Organ Care System Prolonging Organ Storage Time and Improving the Outcome of Heart Transplantations," *Cardiovascular Therapeutics* (2019): 9482797, doi: 10.1155/2019/9482797.

18. T. P. K. Fleck, R. Ayala, J. Kroll, M. Siepe, D. Schibilsky, C. Benk, S. Maier, K. Reineker, R. Hoehn, and F. Humburger et al., "Ex-vivo Allograft Perfusion for Complex Pediatric Heart Transplant Recipients," *Annals of Thoracic Surgery* 112 (2021): 1275–1280.

19. F. D. Pagani, "Use of Heart Donors Following Circulatory Death: A Viable Addition to the Heart Donor Pool," *Journal of the American College of Cardiology* 73 (2019): 1460–1462.

第 10 章

1. K. O'Donoghue, J. Chan, J. de la Fuente, N. Kennea, A. Sandison, J. R. Anderson, I. A. Roberts, and N. M. Fisk, "Microchimerism in Female Bone Marrow and Bone Decades after Fetal Mesenchymal Stem-Cell Trafficking in Pregnancy," *Lancet* 364 (2004): 179–182.

2. S. Nguyen Huu, M. Oster, S. Uzan, F. Chareyre, S. Aractingi, and K. Khosrotehrani, "Maternal Neoangiogenesis during Pregnancy Partly Derives from Fetal Endothelial Progenitor Cells," *Proceedings of the National Academy of Sciences USA* 104 (2007): 1871–1876.

3. K. O'Donoghue, H. A. Sultan, F. A. Al-Allaf, J. R. Anderson, J. Wyatt-Ashmead, and N. M. Fisk, "Microchimeric Fetal Cells Cluster at Sites of Tissue Injury in Lung Decades after Pregnancy," *Reproductive Biomedicine Online* 16 (2008): 382–390.

4. C. E. Eckfeldt, E. M. Mendenhall, and C. M. Verfaillie, "The Molecular Repertoire of the 'Almighty' Stem Cell," *Nature Reviews Molecular Cell Biology* 6 (2005): 726–737.

5. See, for example, Future Health Biobank, accessed December 21, 2021, https://futurehealthbiobank.com/.

6. B. J. Haubner, J. Schneider, U. Schweigmann, T. Schuetz, W. Dichtl, C. Velik-Salchner, J. I. Stein, and J. M. Penninger, "Functional Recovery of a Human Neonatal Heart after Severe Myocardial Infarction," *Circulation Research* 118 (2016): 216–221.

7. P. Menasché, O. Alfieri, S. Janssens, W. McKenna, H. Reichenspurner, L. Trinquart, J. T. Vilquin, J. P. Marolleau, B. Seymour, and J. Larghero et al., "The Myoblast Autologous Grafting in Ischemic Cardiomyopathy (MAGIC) Trial: First Randomized Placebo-Controlled Study of Myoblast Transplantation," *Circulation* 117 (2008): 1189–1200.

8. M. Gyöngyösi, P. M. Haller, D. J. Blake, and E. Martin Rendon, "Meta-Analysis of Cell Therapy Studies in Heart Failure and Acute Myocardial Infarction," *Circulation Research* 123 (2018): 301–308.

9. Menasché et al., "Myoblast Autologous Grafting."

10. M. Vasa, S. Fichtlscherer, A. Aicher, K. Adler, C. Urbich, H. Martin, A. M. Zeiher, and S. Dimmeler, "Number and Migratory Activity of Circulating Endothelial Progenitor Cells Inversely Correlate with Risk Factors for Coronary Artery Disease," *Circulation Research* 89 (2001): E1–7.

11. J. Vasanthan, N. Gurusamy, S. Rajasingh, V. Sigamani, S. Kirankumar, E. L. Thomas, and J. Rajasingh, "Role of Human Mesenchymal Stem Cells in Regenerative Therapy," *Cells* 10 (2020): 54.

12. K. Wei, V. Serpooshan, C. Hurtado, M. Diez-Cuñado, M. Zhao, S. Maruyama, W. Zhu, G. Fajardo, M. Noseda, and K. Nakamura

et al., "Epicardial FSTL1 Reconstitution Regenerates the Adult Mammalian Heart," *Nature* 525 (2015): 479–485.

13. K. Wei et al., "Epicardial FSTL1 Reconstitution."

14. Y. Lin and J. Zou, "Differentiation of Cardiomyocytes from Human Pluripotent Stem Cells in Fully Chemically Defined Conditions," *STAR Protocol* 1 (2020), doi: 10.1016/j.xpro.2020.100015.

15. See, for example, iCell Cardiomyocytes products page, Fujifilm Cellular Dynamics, accessed December 21, 2021, https://www.fujifilmcdi.com/products/cardiac-cells/icell-cardiomyocytes.

16. M. N. Hirt, J. Boeddinghaus, A. Mitchell, S. Schaaf, C. Börnchen, C. Müller, H. Schulz, N. Hubner, J. Stenzig, and A. Stoehr et al., "Functional Improvement and Maturation of Rat and Human Engineered Heart Tissue by Chronic Electrical Stimulation," *Journal of Molecular and Cellular Cardiology* 74 (2014): 151–161.

第 11 章

1. A. Mathur, F. Fernández-Avilés, J. Bartunek, A. Belmans, F. Crea, S. Dowlut, M. Galiñanes, M. C. Good, J. Hartikainen, and C. Hauskeller et al., "The Effect of Intracoronary Infusion of Bone Marrow-Derived Mononuclear Cells on All-Cause Mortality in Acute Myocardial Infarction: The BAMI Trial," *European Heart Journal* 41 (2020): 3702–3710.

2. B. P. Halliday, R. Wassall, A. S. Lota, Z. Khalique, J. Gregson, S. Newsome, R. Jackson, T. Rahneva, R. Wage, and G. Smith et al., "Withdrawal of Pharmacological Treatment for Heart Failure in Patients with Recovered Dilated Cardiomyopathy (TRED-HF): An Open-Label, Pilot, Randomised Trial," *Lancet* 393 (2019): 61–73.

3. E. J. Birks, S. G. Drakos, S. R. Patel, B. D. Lowes, C. H. Selzman, R. C. Starling, J. Trivedi, M. S. Slaughter, P. Alturi, and D. Goldstein et al., "Prospective Multicenter Study of Myocardial Recovery Using Left Ventricular Assist Devices (RESTAGE-HF [Remission from Stage D Heart Failure]): Medium-Term and Primary End Point Results," *Circulation* 142 (2020): 2016–2028.

4. L. Liberale, F. Montecucco, L. Schwarz, T. F. Lüscher, and G. G. Camici, "Inflammation and Cardiovascular Diseases: Lessons from Seminal Clinical Trials," *Cardiovascular Research* 117 (2021): 411–422.

5. F. Ferrua and A. Aiuti, "Twenty-Five Years of Gene Therapy for ADA-SCID: From Bubble Babies to an Approved Drug," *Human Gene Therapy* 28 (2017): 972–981.

6. A. Cantore, M. Ranzani, C. C. Bartholomae, M. Volpin, P. D. Valle, F. Sanvito, L. S. Sergi, P. Gallina, F. Benedicenti, and D. Bellinger et al., "Liver-Directed Lentiviral Gene Therapy in a Dog Model of Hemophilia B," *Science Translational Medicine* 7 (2015): 277ra228.

7. A. Cantore and L. Naldini, "WFH State-of-the-Art Paper 2020: In Vivo Lentiviral Vector Gene Therapy for Haemophilia," *Haemophilia* S3 (2021): 122–125.

8. F. del Monte, R. J. Hajjar, and S. E. Harding, "Overwhelming Evidence of the Beneficial Effects of SERCA Gene Transfer in Heart Failure," *Circulation Research* 88 (2001): E66–67.

9. M. B. Sikkel, C. Hayward, K. T. MacLeod, S. E. Harding, and A. R. Lyon, "SERCA2a Gene Therapy in Heart Failure: An Anti-Arrhythmic Positive Inotrope," *British Journal of Pharmacology* (2014): 171, 38–54.

10. B. E. Jaski, M. L. Jessup, D. M. Mancini, T. P. Cappola, D. F. Pauly, B. Greenberg, K. Borow, H. Dittrich, K. M. Zsebo, and R. J. Hajjar, "Calcium Upregulation by Percutaneous Administration of Gene Therapy in Cardiac Disease (CUPID Trial): A First-in-Human Phase 1/2 Clinical Trial," *Journal of Cardiac Failure* 15 (2009): 171–181.

11. B. Greenberg, J. Butler, G. M. Felker, P. Ponikowski, A. A. Voors, A. S. Desai, D. Barnard, A. Bouchard, B. Jaski, and A. R. Lyon et al., "Calcium Upregulation by Percutaneous Administration of Gene Therapy in Patients with Cardiac Disease (CUPID 2): A Randomised, Multinational, Double-Blind, Placebo-Controlled, Phase 2b Trial," *Lancet* 387 (2016): 1178–1186.

12. A. R. Lyon, D. Babalis, A. C. Morley-Smith, M. Hedger, A. Suarez Barrientos, G. Foldes, L. S. Couch, R. A. Chowdhury, K. N. Tzortzis, and N. S. Peters et al., "Investigation of the Safety and Feasibility of AAV1/SERCA2a Gene Transfer in Patients with Chronic Heart Failure Supported with a Left Ventricular Assist Device—the SERCA-LVAD TRIAL," *Gene Therapy* 27 (2020): 579–590.

13. Lyon et al., "AAV1/SERCA2a Gene Transfer."

14. K. Gabisonia, G. Prosdocimo, G. D. Aquaro, L. Carlucci, L. Zentilin, I. Secco, H. Ali, L. Braga, N. Gorgodze, and F. Bernini et al., "MicroRNA Therapy Stimulates Uncontrolled Cardiac Repair after Myocardial Infarction in Pigs," *Nature* 569 (2019): 418–422.

15. L. M. Gan, M. Lagerström-Fermér, L. G. Carlsson, C. Arfvidsson, A. C. Egnell, A. Rudvik, M. Kjaer, A. Collén, J. D. Thompson, and J. Joyal et al., "Intradermal Delivery of Modified mRNA Encoding VEGF-A in Patients with Type 2 Diabetes," *Nature Communications* 10 (2019): 871.

16. Y. Shiba, T. Gomibuchi, T. Seto, Y. Wada, H. Ichimura, Y. Tanaka, T. Ogasawara, K. Okada, N. Shiba, and K. Sakamoto et al., "Allogeneic Transplantation of iPS Cell-Derived Cardiomyocytes Regenerates Primate Hearts," *Nature* 538 (2016): 388–391.

17. L. Gao, Z. R. Gregorich, W. Zhu, S. Mattapally, Y. Oduk, X. Lou, R. Kannappan, A. V. Borovjagin, G. P. Walcott, and A. E. Pollard et al., "Large Cardiac Muscle Patches Engineered from Human Induced-Pluripotent Stem Cell-Derived Cardiac Cells Improve Recovery from Myocardial Infarction in Swine," *Circulation* 137 (2018): 1712–1730.

18. P. Menasché, V. Vanneaux, A. Hagège, A. Bel, B. Cholley, A. Parouchev, I. Cacciapuoti, R. Al-Daccak, N. Benhamouda, and H. Blons et al., "Transplantation of Human Embryonic Stem Cell-Derived Cardiovascular Progenitors for Severe Ischemic Left Ventricular Dysfunction," *Journal of the American College of Cardiology* 71 (2018): 429–438.

19. Smriti Mallapaty, "Revealed: Two Men in China Were First to Receive Pioneering Stem-Cell Treatment for Heart Disease," *Nature,*

May 13, 2020, https://www.nature.com/articles/d41586-020-01285 -w. See also "Osaka University Transplants iPS Cell-based Heart Cells in World's First Clinical Trial," *Japan Times,* January 28, 2020, https://www.japantimes.co.jp/news/2020/01/28/national/science -health/osaka-university-transplants-ips-cell-based-heart-cells-worlds -first-clinical-trial/.

20. J. G. W. Smith, T. Owen, J. R. Bhagwan, D. Mosqueira, E. Scott, I. Mannhardt, A. Patel, R. Barriales-Villa, L. Monserrat, and A. Hansen et al., "Isogenic Pairs of hiPSC-CMs with Hypertrophic Cardiomyopathy/LVNC-Associated ACTC1 E99K Mutation Unveil Differential Functional Deficits," *Stem Cell Reports* 11 (2018): 1226–1243.

21. G. Duncan, K. Firth, V. George, M. D. Hoang, A. Staniforth, G. Smith, and C. Denning, "Drug-Mediated Shortening of Action Potentials in LQTS2 Human Induced Pluripotent Stem Cell-Derived Cardiomyocytes," *Stem Cells and Development* 26 (2017): 1695–1705.

22. N. Sayed, C. Liu, M. Ameen, F. Himmati, J. Z. Zhang, S. Khanamiri, J. R. Moonen, A. Wnorowski, L. Cheng, and J. W. Rhee et al., "Clinical Trial in a Dish Using iPSCs Shows Lovastatin Improves Endothelial Dysfunction and Cellular Cross-Talk in LMNA Cardiomyopathy," *Science Translational Medicine* 12 (2020), doi: 10.1126 /scitranslmed.aax9276.

23. J. Corral-Acero, F. Margara, M. Marciniak, C. Rodero, F. Loncaric, Y. Feng, A. Gilbert, J. F. Fernandes, H. A. Bukhari, and A. Wajdan et al., "The 'Digital Twin' to Enable the Vision of Precision Cardiology," *European Heart Journal* 41 (2020): 4556–4564.

24. M. Abulaiti, Y. Yalikun, K. Murata, A. Sato, M. M. Sami, Y. Sasaki, Y. Fujiwara, K. Minatoya, Y. Shiba, and Y. Tanaka et al., "Establishment of a Heart-on-a-Chip Microdevice Based on Human iPS Cells for the Evaluation of Human Heart Tissue Function," *Scientific Reports* 10 (2020): 19201.

25. H. Dunning, "Earliest Heart and Blood Discovered," April 7, 2014, Natural History Museum, London, https://www.nhm.ac.uk /discover/news/2014/april/earliest-heart-blood-discovered.html.